A NOS SOLDATS

SOINS & CONSEILS

Par le Docteur A. TISSOT

De la Faculté de Médecine de Paris

PARIS	LIMOGES
11, Place Saint-André-des-Arts	46, Nouvelle route d'Aixe, 46

Henri CHARLES-LAVAUZELLE

Éditeur militaire

A NOS SOLDATS.

SOINS ET CONSEILS

PREMIERS SECOURS A PORTER AUX BLESSÉS

A NOS SOLDATS

SOINS & CONSEILS

Par le Docteur A. TISSOT

De la Faculté de Médecine de Paris

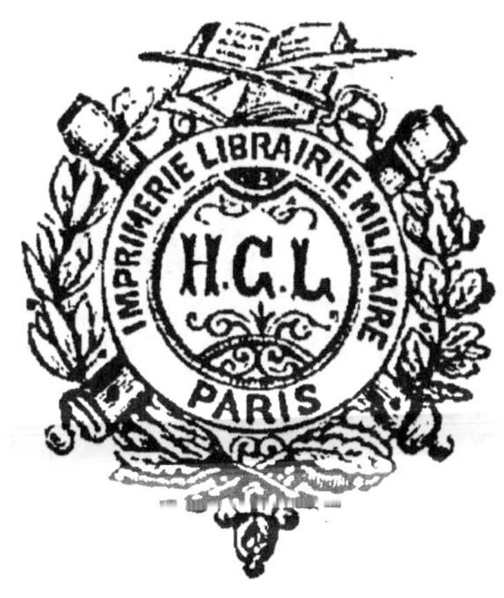

PARIS	LIMOGES
11, Place Saint-André-des-Arts	46, Nouvelle route d'Aixe, 46

Henri CHARLES-LAVAUZELLE

Editeur militaire

PRÉFACE

En temps de guerre, la manière d'administrer aux blessés les premiers soins nécessaires, est restée une des parties les moins avancées de l'art militaire. Que de nobles existences, frappées par une balle ennemie, ont succombé en l'absence de tout médecin, par l'ignorance médicale d'un chef ou d'un simple camarade ! Et, cependant, quoi de plus intéressant que le sort des blessés sur un champ de bataille ? Que d'exemples lamentables n'a-t-on pas observés dans les guerres du premier Empire ! A la bataille d'Austerlitz, par exemple, les blessés sont restés quarante-huit heures sur le terrain sans être pansés ! Quelle peinture plus navrante que celle de ce guerrier blessé, qui, se réveilla nu et aveugle sur un champ de bataille abandonné et silencieux ?

La guerre, sous quelque aspect qu'on la considère, est aujourd'hui, avec les progrès de la civilisation et des mœurs, une anomalie criante ; et, si elle est un des plus grands fléaux de l'humanité et un dernier débris de la barbarie antique, il est du devoir de tout patriote et de tout bon soldat de remédier, dans les limites du possible, aux conséquences désastreuses de nos terribles engins de combat, en possédant quelques connaissances élémentaires de médecine et de thérapeutique qui lui permettront, en l'absence de l'homme de l'art, de sauver une existence qui succomberait inévitablement, si elle était abandonnée à elle-même.

C'est pourquoi nous entreprenons ce petit travail, pour lequel nous réclamons d'avance toute l'indulgence du lecteur.

Puisque nous bornons notre tâche à énumérer les premiers soins à donner aux blessés, en attendant l'arrivée d'un médecin, nous nous contenterons de faire connaître les soins élémentaires que tout..

le monde peut donner et que chacun doit connaître.

L'instruction médicale de l'officier sera suffisante quand il saura secourir un blessé, c'est-à-dire le relever et le transporter, en improvisant des moyens de transport; qu'il saura atténuer les premiers effets d'une contusion, d'une entorse, voire même réduire une luxation: qu'il saura reconnaître et immobiliser une fracture avec un appareil improvisé; qu'il saura appliquer un premier pansement à une plaie et connaître les moyens d'arrêter une hémorrhagie consécutive, s'il y a lieu; qu'il saura, enfin, combattre l'ivresse, soigner une brûlure, et rappeler à la vie un homme tombé en syncope, ou asphyxié par l'eau, par les gaz délétères, par la compression de la poitrine, par la foudre, par la strangulation, par la chaleur ou par le froid.

SOINS ET CONSEILS

CHAPITRE Ier.

PREMIERS SOINS A DONNER A UN BLESSÉ.

En général, les premiers soins sont à donner sur le théâtre même de l'accident, ou dans une maison voisine. On doit tout d'abord rendre normale la position du patient : s'il a la face tournée contre le sol, les pieds plus élevés que la tête, le tronc fléchi sur l'abdomen, ou si le corps est enlacé au milieu d'un amas d'armes, de cadavres ou de chevaux tués, la première préocupation sera de le soustraire à toute pression extérieure, de déboutonner sa tunique, sa vareuse, son col de chemise, son ceinturon, etc.: de lui approprier la bouche et les narines qui peuvent être obstruées par de la boue et du sang; en un mot, rendre perméables toutes les voies respiratoires. On le placera sur un terrain égal avec les précautions que commande la prudence en pareilles circonstances, sur le dos, et la tête plus élevée que les pieds. A cet effet, on improvisera un oreiller avec un sac, une musette ou bien encore une capote roulée (1).

La faiblesse du malade sera utilement combattue à l'aide de quelques stimulants donnés en petite quantité, mais fréquemment.

Peut-être est-il utile de dire que l'attitude de l'officier faisant fonction de chirurgien, dans les limites de l'homme intelligent, doit être ferme, calme, rassurante, et qu'il doit apporter dans ses investigations de la sûreté de main et de la douceur.

La première chose dont on aura à s'occuper est d'enlever les vêtements et d'examiner la blessure : il vaut mieux les fendre ou les déchirer simplement. Si le blessé est exposé à l'air, il peut prendre froid ; aussi faut-il aussitôt l'envelopper dans des couvertures ou tout autre objet convenable.

Le transport du blessé sera réglé par

(1) En cas de syncope par hémorragie, on placera au contraire la tête plus basse que les pieds!

l'officier lui-même, et, dans les cas graves, exécuté sous ses yeux. S'il se fait à la main, il vaut mieux avoir des porteurs de taille à peu près égale. Ces porteurs ne doivent point marquer le pas, car il en résulte un balancement régulier qui détermine une vive douleur au niveau d'une plaie ou d'une fracture; ils doivent marcher ensemble aussi également et aussi posément que possible.

CHAPITRE II.

CONTUSION. — ENTORSE. — LUXATION.

Contusion.

On peut définir la contusion : une lacération des tissus sans solution de continuité de la peau. Si la peau est divisée, on a une plaie contuse.

Causes. — La contusion est déterminée par différentes causes, telles que : chute, coup ou pression violente.

La cause est DIRECTE, telle qu'un coup de poing sur l'œil; INDIRECTE, telle que les contusions de la moelle, consécutives à une chute d'un lieu élevé sur les fesses.

Symptômes. — Les symptômes consécutifs aux contusions sont la douleur, le gonflement et le changement de coloration des téguments.

Traitement. — Le traitement consistera à remettre la partie contusionnée dans une situation élevée, à prescrire le repos et l'application du froid, au moyen d'un vieux linge de toile ou de coton plié en trois ou quatre doubles, imbibé d'eau froide, et que l'on maintiendra constamment à l'état frais sur la partie contuse. Si la contusion est grave, il faut recourir à la glace pilée qu'on enferme dans une vessie ou un sac de caoutchouc et qu'on applique sur la partie malade. Mais il faut surveiller les effets de la glace, car la vitalité des parties contuses est déjà compromise, et le froid provoque quelquefois la gangrène qu'on aurait pu éviter autrement. D'autres fois, la contusion est mortelle quoi qu'on fasse : exemple, ce soldat qui, ayant reçu une balle sur la plaque métallique de son ceinturon, eut une contusion des parois abdominales, sans même une lésion appréciable des organes internes, et mourut à la suite du choc peu d'instants après.

Si le blessé est en défaillance, la face pâle et décolorée, il faut le tenir couché, parce que, dans la position verticale, les mouvements du cœur étant affaiblis, le sang peut ne pas être suffisamment projeté jusqu'au cerveau. Pour ranimer le blessé, on desserrera les vêtements, on exercera des frictions chaudes sur la région du cœur, et on aspergera le visage d'eau froide.

Entorse.

Cette affection consiste dans un tiraillement, une distorsion, qui produisent l'écartement des surfaces articulaires des os. Elles s'observent plus particulièrement à l'articulation du pied avec la jambe, et du poignet avec l'avant-bras.

L'entorse est généralement accompagnée d'une vive douleur, de gonflement, d'infiltration sanguine et d'inflammation qui s'oppose aux mouvements de l'articulation.

Il faut une certaine attention pour éviter les erreurs de diagnostic. On éliminera toute idée de luxation, parce que l'on trouvera tous les points de repère osseux dans une situation normale, les uns par rapport aux autres. L'absence de crépitation et de mobilité anormale fera rejeter tout soupçon de fracture, à moins qu'il n'y ait fracture avec pénétration.

Traitement. — La première chose à faire en face d'une entorse, c'est d'exiger un repos absolu du membre lésé et de le plonger dans l'eau la plus froide, dans la neige, si l'on peut s'en procurer. Ce topique vaut mieux que tous les résolutifs. Mais une condition essentielle est de prolonger l'action du froid pendant le temps nécessaire pour prévenir la réaction inflammatoire, traitement qui peut durer vingt-quatre heures et même deux jours. Les irrigations continues d'eau froide sont également un excellent moyen. On peut faire tomber l'eau d'un vase haut placé et muni, à son extrémité inférieure, d'un trou capillaire pour faire égoutter le liquide. Le premier phénomène que l'on observe au début de ce traitement par le froid, est une augmentation de la douleur qui, après une heure, commence par se calmer et finit par disparaître. Certains chirurgiens préconisent les applications d'eau chaude de préférence à l'eau froide, et d'autres se décident entre les deux, suivant la sensation agréable ou désagréable qu'en éprouve le blessé. Les applications d'eau tiède sont sans doute avantageuses dans quelques cas : mais le froid, convenablement employé, jugule l'inflammation dans tous les cas ordinaires, et bien peu de sujets le trouveront longtemps désagréable, si on en règle l'application avec tact et mesure.

Une coutume asez répandue consiste à masser le membre au niveau de l'entorse, immédiatement après l'accident. Cette opération devra durer de vingt à vingt-cinq minutes. Une par jour suffira, si la lésion est de moyenne intensité; deux par jour seront indiquées, si la lésion est grave.

Le massage consiste dans une série de frictions faites autour de la jointure malade et dirigées dans le même sens, c'est-à-dire de l'extrémité vers la racine du membre, environ jusqu'un peu au-dessus du siège de l'entorse. On glissera la face palmaire des doigts le long de la partie lésée. Ce sont d'abord des onctions qui deviennent des frictions. Graduellement, on exerce une certaine pression que l'on rendra plus ou moins forte, selon que les traits du patient révèleront une souffrance plus ou moins vive. On lubrifiera les surfaces avec un corps gras quelconque, afin de faciliter d'autant plus le glissement des parties. L'expérience prouve que ces frictions bien réglées, des pressions douces et égales avec la main, conduites de bas en haut, calment la douleur, diminuent la sensibilité et refoulent les sécrétions irritantes dans d'autres parties exemptes d'inflammation. Le massage, pratiqué avec habileté et prudence une ou deux fois par jour, ne saurait faire du mal et peut faire beaucoup de bien. En dehors de ces manipulations, l'extrémité endommagée devra être placée dans une position plus élevée que la racine.

Luxation.

La luxation est un état dans lequel les surfaces articulaires des os perdent en tout ou en partie leurs rapports naturels, soit par l'effet d'une violence extérieure, soit à la suite d'une altération des parties qui constituent l'articulation. Les premières sont des luxations *accidentelles;* les secondes prennent la dénomination de *spontanées.* Le déplacement peut se faire dans différents sens : ainsi, le bras (de l'épaule au coude) se luxe dans son articulation supérieure en bas, en avant, en arrière; la cuisse, la jambe, se déplacent dans quatre sens. Quand les os ont perdu tous leurs rapports articulaires, la luxation est *complète;* elle est *incomplète* lorsqu'ils conservent encore quelques-uns de ces rapports.

Symptômes. — Les signes sont : les uns *rationnels,* tels que la douleur, la difficulté ou l'impossibilité des mouvements; les autres sont *sensibles,* tels que les changements dans la forme, le membre allongé ou raccourci, sa direction changée, ses mouvements altérés, son articulation déformée.

Traitement. — Pour réduire les luxations, il faut employer une force supérieure à celle des muscles et des autres parties qui retiennent les os déplacés. On établira la contre-extension sur la partie supérieure du membre ou sur le tronc; l'extension sera appliquée sur la partie inférieure. Celle-ci doit être dirigée d'abord dans le sens du déplacement de l'os luxé, et opérée ensuite de telle sorte que cet os parcoure en sens inverse, pour rentrer dans sa cavité, la même route qu'il s'est frayée pour en sortir. A l'instant où la réduction est complète, on entend ordinairement un bruit produit par les surfaces articulaires. Le membre luxé sera maintenu par un bandage approprié, pour que la luxation ne puisse se reproduire.

CHAPITRE III.

FRACTURES.

On appelle fracture la solution de coninuité d'un os.

Causes. — Un coup, une violence extéieure, les projectiles des armes à feu balles, éclat d'obus, morceaux de mitraille), sont les causes directes les plus ordinaires des fractures. Quelquefois, la cause n'est pas directe, mais indirecte, cause par contre-coup : ainsi, une chute sur la paume de la main produira la fracture du radius (os de l'avant-bras) ; une chute de cheval, sur la plante des pieds, produira une fracture du fémur (os de la cuisse). Il y a aussi des exemples de fracture de l'os du bras, produite uniquement par l'action de lancer une pierre, de porter un coup de poing, de soulever un pesant fardeau. L'action de sauter quelque obstacle (haie, fossé) peut déterminer également une fracture du fémur.

Les fractures des membres sont de beaucoup les plus communes et les seules susceptibles de recevoir les soins prodigués par un homme étranger à l'art médical, les autres fractures exigeant toutes des appareils plus ou moins compliqués.

Symptômes. — A quels signes reconnaitra-t-on une fracture ? Le malade éprouve, au moment de l'accident, une *violente douleur* à l'endroit fracturé ; souvent, il a entendu à ce moment une espèce de craquement. Le mouvement est impossible ou au moins difficile, en raison du déplacement qui s'opère dans les fragments. Il y a mobilité dans un segment du membre compris entre deux articulations voisines. Le membre perd la forme et la direction qui lui sont propres. Ajoutez à ces symptômes un gonflement plus ou moins marqué du membre cassé, une ecchymose presque constante dans le voisinage de la fracture, et, enfin, un dernier phénomène qui est caractéristique des fractures, c'est la crépitation produite par le frottement des fragments.

La fracture peut être compliquée de plaie et d'hémorragie.

(Voir les chapitres V et VIII concernant le traitement de ces deux complications.)

Traitement. — Que doit-on faire en présence d'une fracture de membre? Suivre d'abord les conseils donnés au chapitre Ier (*Premiers soins au blessé*).

Ensuite on réduira la fracture et on l'immobilisera.

La réduction d'une fracture consiste à placer les fragments dans un rapport tel, qu'ils se réunissent sans occasionner de difformité. Pour opérer cette réduction, il faut qu'un aide tire directement sur l'extrémité inférieure du membre, sans occasionner de mouvements latéraux, qui causeraient de la douleur, pendant qu'un autre aide maintient fixement la partie supérieure du membre ou le fragment supérieur de la fracture, et que l'officier placé entre eux deux cherchera à mettre les fragments dans leurs rapports naturels en faisant leur coaptation. Celle-ci est opérée, lorsque toute difformité a disparu. Supposons, par exemple, une fracture de jambe : le membre sera étendu sur une surface plane. Un aide, placé du côté du membre blessé, saisira fortement de ses deux mains la cuisse ou le genou pour faire la contre-extension, pendant qu'un autre aide, le genou à terre, opèrera l'extension en tirant à lui vigoureusement sur le pied et le cou-de-pied. Tous deux tireront donc en sens inverse, sans soulever le membre au-dessus de la surface plane, pendant que l'officier, placé entre les deux aides, recherchera la coaptation. La comparaison du membre blessé avec le membre sain indiquera si la longueur est normale du côté blessé. Si la pointe du pied était déviée, l'aide qui exercerait des tractions sur ce pied devrait, en même temps, imprimer un mouvement de rotation en dehors ou en dedans, selon que la déviation aurait lieu en dedans ou en dehors (tractions en sens inverse), de telle façon qu'une ligne qui irait du milieu du genou à l'extrémité du gros orteil soit une ligne droite.

Les tractions de part et d'autre devront être douces et progressives.

Il faut bien être convaincu qu'on ne peut remettre les fragments en place qu'en renversant l'ordre de progression qu'ils ont suivi pour se déplacer; ils devront donc retourner par le chemin même qui les a menés à leur position vicieuse.

La fracture sera plus facilement réduite au moment de l'accident que plus tard. La réduction sera moins douloureuse pour le blessé, elle préviendra l'inflammation et d'autres accidents qui, une fois déclarés, la rendraient sinon impossible, du moins difficile et dangereuse. On ne devra pas tenter la réduction, s'il n'y a pas de déplacement produit. Si, au contraire, il faut dépenser une grande somme de force pour cette réduction, il est préférable que l'officier renonce à toute tentative, de crainte de dépasser le but.

En toute hypothèse, on ne devra jamais abandonner le membre fracturé avant qu'on ne l'ait complètement immobilisé; car la réduction serait sans résultat si on abandonnait ensuite la fracture à elle-même, et bientôt l'action musculaire rapprocherait les fragments, les ferait chevaucher l'un sur l'autre et serait cause, non seulement du raccourcissement du membre, mais encore d'une déviation. Il faut donc compléter cette première œuvre en entourant la fracture d'un appareil convenable, on placer le membre dans une situation telle que l'action musculaire n'ait aucune prise sur les fragments.

Immobilisation d'une fracture.

Quand on applique un appareil, il faut qu'il ne soit pas serré de telle sorte qu'il étrangle le membre et en cause la gangrène, comme il y en a eu des exemples assez fréquents. Il ne faut pas non plus qu'il soit trop relâché, pour laisser aux fragments la liberté de s'abandonner, ce qui occasionne alors une soudure difforme et une déviation de l'os.

L'appareil dont on se sert le plus fréquemment tient le membre dans une position droite ; il porte le nom d'appareil de Scultet. Il est ainsi composé : une pièce de toile carrée, nommée drap-fanon, assez grande pour envelopper le reste de l'appareil ainsi que les attelles appliquées sur le membre qu'elles doivent dépasser un peu. Des coussins remplis de balles d'avoine sont placés entre les attelles et le membre, et remplissent les dépressions qui peuvent exister. Ces coussins ont pour but de protéger le membre contre la pression trop rude et trop directe des attelles, et de rendre uniforme la contention exercée par celle-ci sur la fracture. Une quantité variable de bandelettes sont superposées ou se recouvrent les unes les autres dans leur tiers inférieur : ces bandelettes, assez longues pour faire chacune le tour du membre, sont souvent remplacées par une seule longue bande. Tout l'appareil placé autour du membre est maintenu au moyen de plusieurs liens qui l'empêchent de remuer.

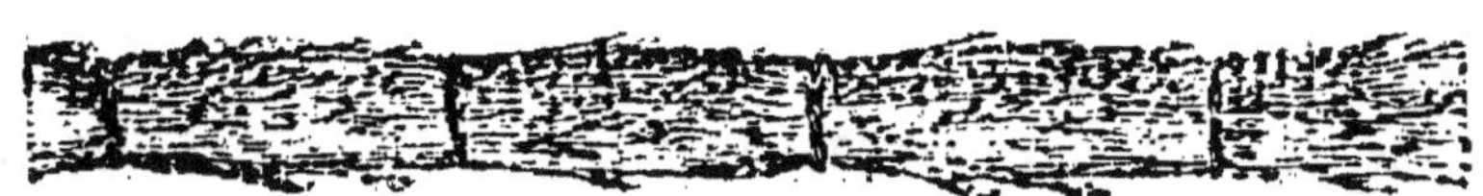

Fig. 1.

Cet appareil peut se faire de matières simples ou même grossières : une vieille couverture et deux morceaux de latte ou deux douves de barrique, ou même deux simples rouleaux de paille, fixés autour d'une jambe ou d'une cuisse fracturée, peuvent maintenir confortablement le membre jusqu'à ce que l'on puisse se procurer des pièces d'appareil mieux appropriées (voir fig. 1). Dans le but de protéger la peau et de mieux accommoder la pression des attelles aux irrégularités de la surface du membre, on matelasse les attelles. Le coton brut est la matière généralement employée. Il doit être frais, propre, bien également défait et en quantité suffisante.

La laine convient également bien, car elle ne se met pas en bourre et ne se laisse pas souiller par la sueur comme le coton. La flanelle que l'on a presque constamment sous la main remplace avantageusement le coton et la laine. Trois ou quatre épaisseurs d'une vieille couverture forment un rembourrage très suffisant pour toutes sortes d'attelles. Au besoin, on pourra se servir de coussins de sable ou de paille, ceux-ci faisant à la fois office d'attelles et de rembourrage. La paille est soigneusement disposée suivant sa longueur, et les sacs sont remplis juste assez pour que la pression les fasse s'accommoder à la forme du membre. En dehors de ces matières premières, on pourra également se servir de la charpie, de l'herbe, du foin, de la mousse, des feuilles sèches, etc. Quelles que soient les matières dont elles sont faites, les attelles doivent être exactement de la forme et de la dimension du membre : trop petites, leurs bords peuvent entailler la peau ; trop larges et surtout employées trop lâchement, elles ne maintiennent pas suffisamment le membre, et n'empêchent pas assez le déplacement des fragments.

Ce ne sont pas les appareils les plus coûteux et les plus compliqués qui rendent le plus de service. Les moyens les plus simples peuvent donner les meilleurs résultats, à condition qu'ils seront appliqués avec dextérité, avec une idée nette du but qu'on se propose, et qu'ils seront surveillés avec un soin consciencieux. Sans cette dextérité et ce soin intelligent, l'appareil le plus ingénieux et le plus coûteux peut demeurer impuissant à remplir son objet.

On serrera les attelles avec quatre ou cinq liens, qu'on nouera en avant du membre et qui comprimeront le remplissage et les attelles contre les fragments, pour les empêcher de se déplacer sous l'influence des contractions musculaires et de se chevaucher. L'attelle, placée sur le côté externe du membre, devra être plus longue que celle placée en dedans : ainsi, pour une fracture de cuisse, on pourra prendre un fusil comme attelle externe et un fourreau de sabre pour l'attelle interne. Les deux attelles devront dépasser l'extrémité inférieure du membre fracturé, c'est-à-dire le genou, et à son extrémité supérieure l'attelle externe devra dépasser l'articulation la plus voisine, c'est-à-dire la hanche, afin que les fragments jouissent, dans toute leur longueur, d'un point d'appui suffisant. On entretiendra, au-dessus de la fracture, des compresses humectées constamment avec de l'eau froide, pour parer aux accidents inflammatoires.

Le médecin militaire Touraine a décrit un appareil à fracture qu'il est bon de connaître.

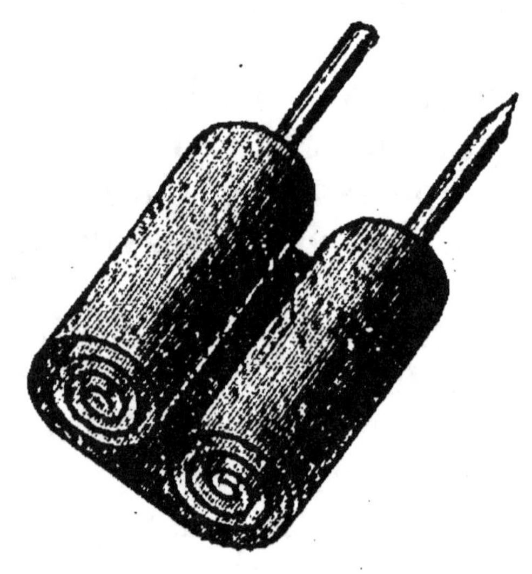

Fig. 2.

Cet appareil, très simple et très solide, peut être fabriqué rapidement et facilement avec les objets que porte le soldat. S'agit-il, par exemple, d'une fracture de jambe? Le blessé est couché par terre. On prend sa demi-couverture et les montants brisés de sa tente. On se place du côté du membre sain, qui sert de mesure, on étend par terre la demi-couverture, on la double dans le sens de sa plus grande longueur, de manière que son extrémité supérieure dépassant un peu le genou, son extrémité inférieure dépasse le talon de 15 centimètres environ. On place les bâtons de tente sur les côtés de la demi-couverture, à 15 centimètres environ de son niveau inférieur; on enroule ensuite chaque bâton dans son côté correspondant, on serre le plus possible, et les deux enroulements doivent se réunir juste au milieu de la demi-couverture (fig. 2).

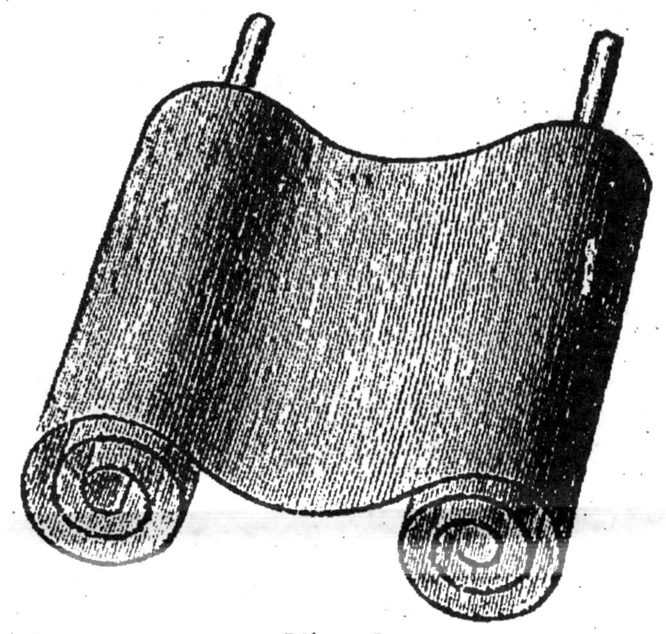

Fig. 3.

Si la partie supérieure des bâtons est trop longue, elle prend une position quelconque qui est complètement indifférente. Cela fait, on retourne l'appareil sens dessus dessous, de manière que le plan longitudinal de la couverture qui était à terre

devienne supérieur, et on déroule assez
pour laisser entre les deux rouleaux l'espace nécessaire pour y placer le membre
(fig. 3).

La fracture étant réduite, l'officier, glis-
sant ses deux mains au-dessous du membre fracturé, le saisit avec précaution au-
dessus et au-dessous du siège de la
fracture, et le soulève légèrement au-dessus du sol. En même temps, un aide glisse
l'appareil sous le membre, de façon que sa
ligne médiane longitudinale corresponde
à l'axe du membre et s'applique sur la
face postérieure de la jambe, le talon
venant à tomber 15 centimètres environ
plus haut que l'extrémité inférieure de la
couverture.

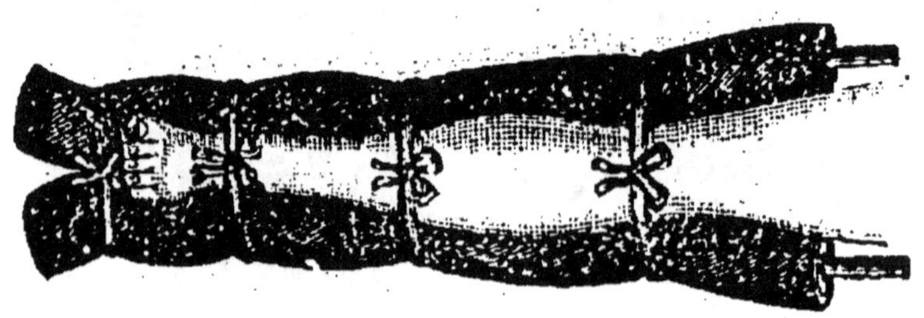

Fig. 4.

Le membre est placé, les bords de la
couverture sont déroulés et relevés contre
les côtés de la jambe. Pendant qu'un aide
les maintient appliqués dans cette position, l'officier passe, sous la couverture,

trois liens et fait trois nœuds : un à la partie supérieure de la jambe, un autre à la partie moyenne, l'autre au cou-de-pied (fig. 4).

On peut se servir, comme lien, de la corde de la petite tente, des courroies de sacs d'infanterie, ou des courroies des fontes de la cavalerie.

Quant aux 15 centimètres de couverture qui dépassent le talon, on les ramène sur les côtés et sur la plante du pied qu'ils encadrent et immobilisent; on les lie circulairement avec une petite corde, si l'on en trouve, ou bien on les coud ensemble avec le fil que le soldat porte toujours sur lui.

On peut employer le même appareil pour les fractures de la cuisse. Mais alors il faudra se servir de deux bâtons articulés pour chaque côté, et enrouler la demi-couverture avec la petite tente pour avoir un volume suffisant. On aura aussi besoin de liens plus nombreux.

Les appareils immobilisants qui viennent d'être décrits peuvent également s'appliquer aux fractures du membre supérieur. Pour ces dernières, qui, souvent, n'empêchent pas le blessé de se rendre d'un endroit à un autre, un simple appareil de soutien pourra, parfois, suffire. Que la fracture siège au bras ou à l'avant-bras, le mode de soutien le plus commode consiste dans une écharpe, cravate ou bande, ou ceinture de laine, placée ainsi que l'indique la figure 5, préférable à toute description.

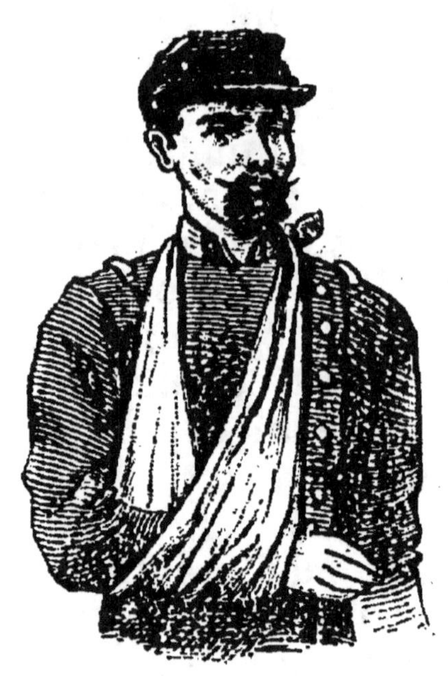

Fig. 5.

Si la fracture siège au bras, on pourra, en outre, fixer le bras contre la poitrine au moyen d'une bande, d'une ceinture quelconque appliquée circulairement autour du tronc.

Enfin, en l'absence de cet appareil, le membre supérieur peut être soutenu au moyen de la main passée dans la tunique en partie boutonnée, ou bien au moyen de la manche fixée par des épingles contre le plastron de la tunique.

CHAPITRE IV.

TRANSPORT DES BLESSÉS.

Les circonstances seules décideront s'il faut examiner le malade immédiatement sur le terrain ou lorsqu'il aura été apporté dans une chambre. S'il existe des douleurs vives, il peut convenir d'instituer un traitement provisoire, surtout si la distance est longue à parcourir,

Quant aux conditions qui doivent présider au transport du blessé, nous ajouterons à ce que nous avons dit au chapitre Ier, que le meilleur véhicule roulant, pour les fractures du membre inférieur, est le fourgon dans lequel on peut placer le brancard avec le blessé dessus. Pour les traumatismes du membre supérieur, une voiture convient assez bien; le membre blessé doit être soigneusement placé dans une écharpe et maintenu par l'autre main.

Arrivé au lieu de destination, l'officier doit visiter la chambre destinée au patient ainsi que les aboutissants, et diriger les porteurs pour qu'il n'y ait pas de changements ou de détours à faire en y arrivant.

La meilleure couche est un lit étroit avec un matelas très résistant; peu importe qu'il y ait par dessous de la plume, une paillasse ou un sommier, pourvu que le tout forme un ensemble égal et solide. L'officier se chargera encore du membre blessé pendant qu'on soulèvera promptement, doucement et sai secousse, le patient pour le mettre au lit dans une position telle qu'on puisse approcher de la fracture avec toute la facilité que comportent les exigences des examens et des pansements.

Mais si les moyens de transport naturel (fourgons, voitures) font défaut, que devra faire l'officier? Il devra organiser le transport, soit à bras d'hommes, soit à l'aide de brancards improvisés, soit au moyen d'un hamac volant que l'on peut toujours fabriquer de la façon suivante :

On construira ce que j'appelle un hamac volant au moyen de couvertures (dont est presque toujours muni chaque soldat en campagne), ou, à défaut, au moyen de capotes militaires. Les bouts de la couverture ou des capotes seraient attachés aux extrémités d'une barre, ou, à défaut, aux extrémités de deux fusils. Deux soldats porteraient chacun une des extrémités de la barre, ou chacun un fusil. Le blessé serait couché dans la couverture ainsi posée et n'éprouverait aucune de ces secousses inévitables avec les cacolets et même avec les brancards; on pourrait même accélérer la marche presque sans inconvénient, et ce mode de transport parait préférable à tout autre, quand il n'y a pas fracture.

Transport à bras d'hommes.

Transport par un seul homme. — Transport à dos. — Un homme seul peut transporter sur son dos, à une distance assez considérable, un blessé encore capable de le seconder par l'usage d'un bras au moins. Cette manière de porter à dos d'homme est universellement connue. Le porteur se place, un genou en terre, devant le blessé, de manière à lui présenter le dos. Il se fait entourer le cou par le blessé, saisit à son tour les genoux de ce dernier, le hisse sur son dos et se relève. Quand le blessé est faible et incapable de s'aider, le porteur fera bien, en se relevant, de s'appuyer contre le sol, contre un mur, sur un bâton ou sur un fusil, afin de ne pas être renversé en avant ou de côté par son fardeau inerte.

Transport à bras. — Il est plus difficile à un homme de porter un blessé à bras.

Il faut, pour cela, ou que le blessé puisse embrasse: le cou du porteur et y prendre un point d'appui, ou bien que le porteur soutienne le corps du blessé au moyen d'une longue écharpe qu'il fixe à son propre cou; dans les deux cas, la charge incombe en grande partie à l'axe du corps et non plus exclusivemen: au bras du porteur. La toile de tente-abri, ou une couverture, appliquée dans toute sa largeur autour de la partie moyenne, la plus lourde du corps du blessé, et passée ensuite autour du cou ou de la partie supérieure du tronc du porteur, remplit l'office (fig. 6).

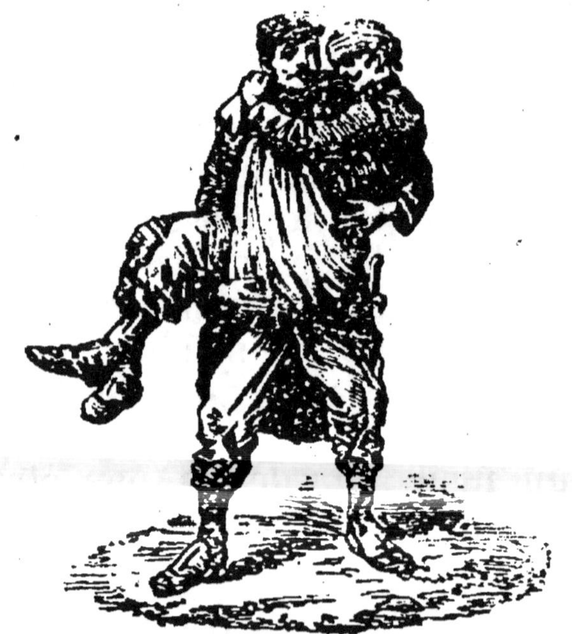

Fig. 6.

Transport par deux hommes. — Deux hommes peuvent porter un blessé dans la position couchée ou assise, d'une manière bien plus rationnelle qu'un seul.

A) L'un des hommes saisit le blessé comme on vient de le voir plus haut, à bras; l'autre soutient la partie blessée, la tête ou le membre inférieur, par exemple.

B) Transport dans la position couchée, le malade saisi par les côtés. — La nature de la blessure et l'absence de brancards peuvent exiger que le blessé soit transporté à bras dans la position horizontale. A cet effet, on commence par coucher le blessé sur le côté intact, le côté lésé regardant en haut. La partie malade échappe ainsi à la pression des mains et des bras qui relèvent le blessé, et elle trouve sur le tronc et sur le membre sain un soutien et un appui; un bras fracturé viendrait ainsi à reposer sur le côté de la poitrine, le membre inférieur brisé sur l'autre membre inférieur. Le blessé ainsi disposé, les porteurs se placent à chacun de ses côtés, se baissent ou se mettent le genou en terre et se passent les mains par-dessous son corps, de manière à fournir toujours un point d'appui à la partie la plus lourde, le bassin ou les reins. Cela fait, ils se lèvent en même temps, à un signal donné, et

avancent latéralement en partant l'un du
pied droit, l'autre du pied gauche.

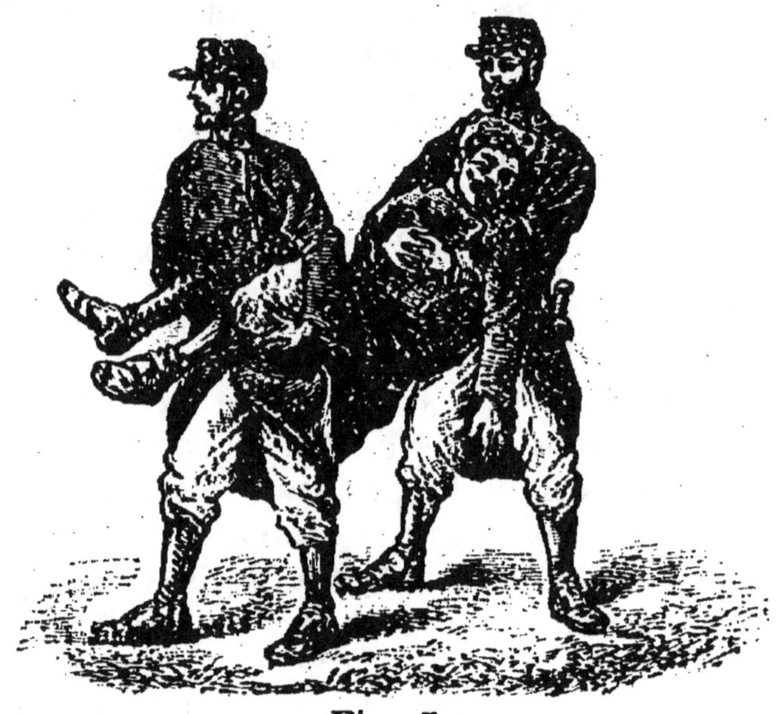

Fig. 7.

(C) Un autre procédé de transport consiste à saisir le blessé par les deux extrémités du corps. L'un des porteurs se place
ou s'agenouille près de la tête du blessé,
de manière que la tête de ce dernier vienne
reposer contre la poitrine du porteur; le
second se place entre les jambes du blessé,
le dos tourné vers le premier porteur dans
une position également courbée et passe
ses deux bras sous les jarrets fléchis du
blessé. A un signal donné, ils se dressent

simultanément et partent tous deux du même pied (fig. 7).

Tous ces procédés ne sont applicables que pour de courts trajets, à moins de changer la position des porteurs ou de relever ces derniers.

Le transport dans la position assise est bien plus commode et bien plus facile; il est vrai qu'il suppose plus de forces chez le blessé.

D) Transport par deux hommes, dans la position assise sur deux mains. — C'est le plus usuel parmi les procédés de transport par deux hommes.

« Le blessé se relève, prend la position assise et passe ses bras autour des épaules des deux porteurs, tandis que ces derniers, chacun avec le bras le plus voisin de la tête du blessé, fournissent un appui au dos du blessé assis sur les deux autres bras croisés au-dessous de lui. » (HEYFELDER.)

Transport par plusieurs hommes. — « Le transport sur la main ou à bras, par un ou deux hommes, ainsi qu'on vient de le voir, n'est praticable que pour des blessés peu grièvement atteints. Quand il s'agit de transporter, sans brancards, à une distance notable, un homme grièvement frappé, l'opération exige le concours de trois, quatre ou cinq personnes.

» Quand, par exemple, l'une des extrémités inférieures est sérieusement blessée,
le patient peut être relevé et transporté
par deux hommes opérant ainsi qu'il a été
exposé dans les alinéas *B D*, tandis qu'un
troisième soutient et porte le membre atteint (fig. 8).

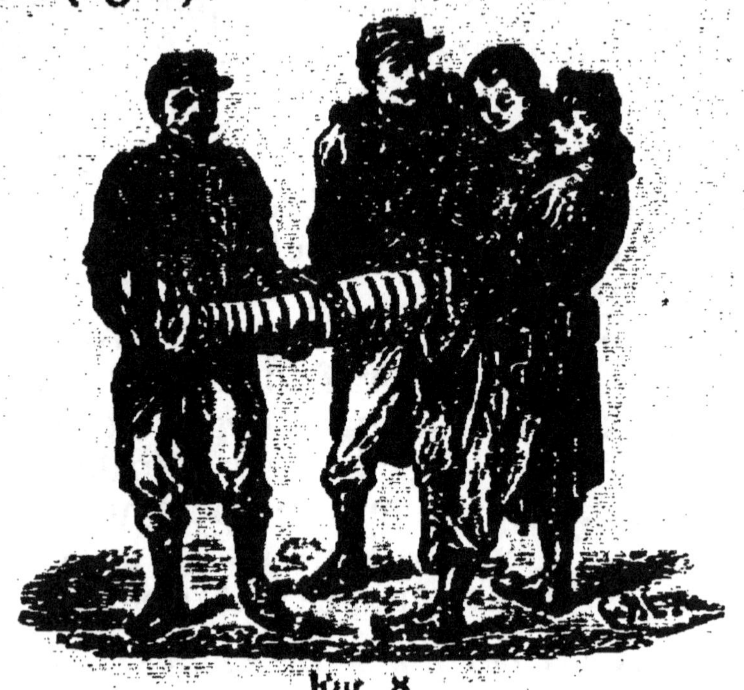

Fig. 8.

» S'il s'agit d'une fracture de jambe,
c'est le membre sain que soutiendra le
troisième aide. L'officier se chargera du
membre fracturé, qu'il saisira à pleines
mains au-dessus et au dessous du siège de
la fracture et qu'il maintiendra dans une
bonne position en tirant sur le fragment

inférieur dans le sens de sa direction normale, de façon que tout le membre soit toujours maintenu horizontalement.

» A un signal donné par lui, les trois aides soulèveront le blessé ensemble et lentement; celui-ci n'aura qu'à suivre leurs mouvements. Le transport, on le conçoit, sera plus facile et moins douloureux, si la fracture a été immobilisée par un appareil contentif.

» Si la fracture siège à la cuisse, l'officier, en raison du poids et du volume de cette partie, ne peut pas à lui seul la maintenir; il doit faire soutenir par un autre aide la partie de la cuisse correspondant au fragment supérieur, tandis que lui-même soutient la jambe et le fragment inférieur. Dans ce cas, il conviendrait mieux de transporter le blessé sur un brancard.

» Dans le cas d'une plaie de tête, le blessé est porté de la manière décrite sous les rubriques *B*, *D*, et le troisième porteur passe derrière lui et embrasse la tête à l'aide de ses deux mains ou encore l'appuie contre sa poitrine.

» Quand l'homme est très grièvement blessé et qu'il ne peut s'aider en rien, il faut cinq hommes pour le transporter : deux porteurs le saisissent de la manière décrite sous la rubrique *B*, le troisième supporte le haut du corps et la tête, les deux autres se placent chacun en dehors de l'une des extrémités inférieures et la soutiennent. A un signal donné, tous cinq, après s'être relevés avec leur fardeau, se mettent en marche, en partant du même pied, mais en fléchissant sur le jarret à chaque pas. » (HEYFELDER.)

Transports à l'aide de brancards improvisés. — Le blessé, ainsi soulevé, pourra être transporté vers un brancard placé tout près, ou bien deux aides n'auront qu'à le soulever à bras, tandis qu'un troisième poussera le brancard sous lui.

Pendant qu'ils soulèveront et coucheront le blessé sur le brancard, les porteurs devront éviter de tirer sur la partie lésée, de la serrer, de la laisser pendre sans soutien, de saisir le blessé rudement ou maladroitement ; ils devront, au contraire, lui épargner toute douleur, opérer avec ensemble pour le soulever du sol et le déposer sur le brancard, le saisir solidement, tout en se mettant à leur aise, afin de pouvoir garder leur attitude pendant un certain temps et de ne pas se voir exposés à lâcher prise brusquement ; enlever préalablement, dans ce but, tous les objets gênants, choisir une bonne place et se ménager des points d'appui.

Il faut que l'officier sache improviser un

brancard sur lequel on pourra soit étendre le blessé, soit l'asseoir ou le mettre à cheval.

Une planche sur laquelle sera étendue une couverture ou un manteau, une capote, des branches d'arbres, des bâtons quelconques, en travers desquels on fixera des branches plus petites, recouvertes également avec une couverture ou une toile de tente-abri, une capote; deux bâtons ou deux fusils, sur lesquels on noue ou l'on fixe avec des liens une couverture à campement ou une toile de tente-abri aux quatre angles (Martres); un sac, une paillasse vidés dont on coupe les quatre coins ou dont on découd simplement les petits côtés et par les quatre coins desquels, le long des grands côtés, on fera passer des perches, des bâtons, que l'on peut fixer à l'écartement voulu au moyen des traverses en bois, constitueront des brancards improvisés.

Il faudra les construire d'une manière solide, pour éviter au blessé un chute qui pourrait être mortelle. On étendra sur la tête du blessé une toile quelconque pour le préserver du soleil, de la pluie. On improvisera un oreiller avec le sac, la musette ou une capote roulée.

Les blessés qui ne peuvent marcher et qui cependant n'ont pas besoin d'être complètement couchés pendant leur transport (ceux atteints d'une blessure à la tête, par exemple, ou au membre supérieur) peuvent s'accommoder d'un brancard sur lequel il seront assis ou à cheval et sur lequel ils pourront prendre un point d'appui qui les soulagera et les maintiendra facilement en équilibre. Tels sont les avantages que présente le brancard à fusil de M. le médecin-major Hennequin.

Il se compose de deux fusils parallèles dont les bretelles allongées de toute leur longueur, régulièrement entrecroisées et, autant que possible, reposant sur leur plat, forment un lit de sangles suffisamment solide (car le blessé ne repose pas seulement sur l'entrecroisement des bretelles, mais aussi sur les bois des deux fusils). Il a plutôt besoin d'être vu que d'être décrit.

En jetant les yeux sur la figure 9, on comprendra l'utile parti que l'on peut en tirer, et on verra qu'indépendamment de la solidité que présente le brancard, il est aussi facile que simple et rapide et se trouve exclusivement formé d'éléments que l'on a sous la main (fig. 9).

Le blessé pourra s'asseoir en travers du brancard, les jambes pendantes; pour qu'il soit assis plus commodément et plus mollement, on placera sur le lit de sangles formé par les bretelles, le manteau ou la capote pliés en plusieurs doubles, ce qui constitue un coussin très suffisant et que l'on a également sous la main partout.

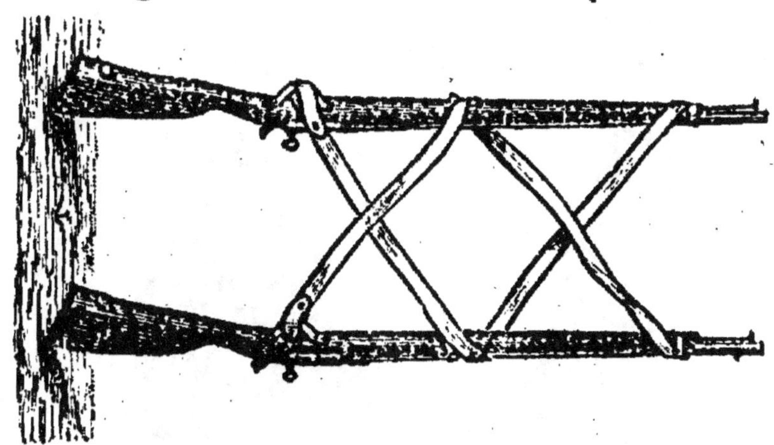

Fig. 9.

Le blessé pourra se mettre à cheval sur ce brancard et, dans cette position, renversant la partie supérieure du corps en arrière, il pourra trouver un point d'appui pour la tête sur la poitrine ou sur l'épaule du porteur qui est en arrière (fig. 10).

Lorsque le trajet est assez long ou présente quelques passages difficiles, il est nécessaire d'avoir un relai de deux porteurs. En pareil cas, les deux porteurs qui sont libres, puisque le brancard n'en nécessite que deux à la fois, soutiennent à droite et à gauche le blessé et veillent sur lui.

Les porteurs doivent être, autant que possible, de même taille. Ils doivent marcher d'un pas lent, égal, régulièrement et modérément cadencé, afin de ne pas communiquer de secousses au blessé. Aussi doivent-ils poser avec beaucoup de précaution le pied sur un sol pierreux ou qui présente des inégalités de terrain.

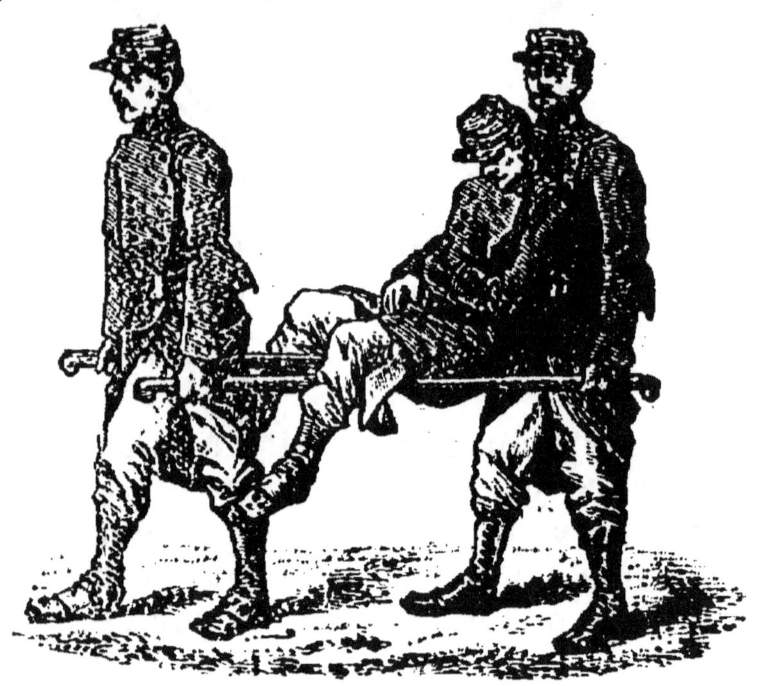

Fig. 10.

Le brancard doit toujours être porté de façon que le blessé soit étendu suivant un plan horizontal, la tête étant soulevée par un oreiller improvisé. Cependant, s'il s'agit d'une fracture, le brancard devra être disposé de manière que le côté ou se trouvent les pieds du blessé soit plus élevé que l'autre, pour que le poids du corps ne porte pas sur la fracture. Ainsi, lorsque les porteurs ne sont pas de même taille, le plus grand se placera du côté des pieds ; de même s'il faut gravir un plan incliné, monter un escalier. on fera passer les pieds du blessé les premiers.

Quand le blessé est placé sur le brancard, il faut lui donner une position qui varie selon la blessure qu'il présente.

S'il s'agit. par exemple, d'une plaie de la face, le blessé est couché sur le dos, la tête appuyée sur un coussin formé par le manteau du blessé que l'on plie en deux et que l'on roule à ses deux extrémités en gouttière.

La tête et les épaules sont placées entre les deux parties roulées en cylindre et le tout est fixé autour de la tête au moyen d'une pièce d'étoffe ou d'une ficelle.

Dans les plaies de la région antérieure du cou, le corps tout entier repose horizontalement ; la tête seule est soulevée au moyen d'un dossier, autant qu'il est nécessaire. pour rapprocher plus ou moins la tête de la poitrine. quand la plaie est transversale.

Dans les plaies de poitrine. le blessé sera couché sur le dos avec une légère inclinaison vers le côté blessé, le corps étant calé à l'aide d'un manteau roulé ou plié.

Dans les plaies de l'abdomen, le blessé sera couché sur le dos ou sur le côté, les jambes fléchies. S'il est étendu sur le dos, les cuisses fléchies sont soutenues au moyen du sac, du manteau, de la cartouchière glissée sous le creux du jarret.

Quand il y a une plaie du dos, une blessure de la colonne vertébrale, le blessé est couché sur le ventre, la face tournée latéralement, de manière à laisser le nez et la bouche sur le bord du coussin placé sous la joue et sous l'oreille.

Si le membre supérieur est blessé, le malade est étendu sur le dos, le bras blessé reposant sur le corps ou sur le manteau plié et placé sur le côté de la poitrine.

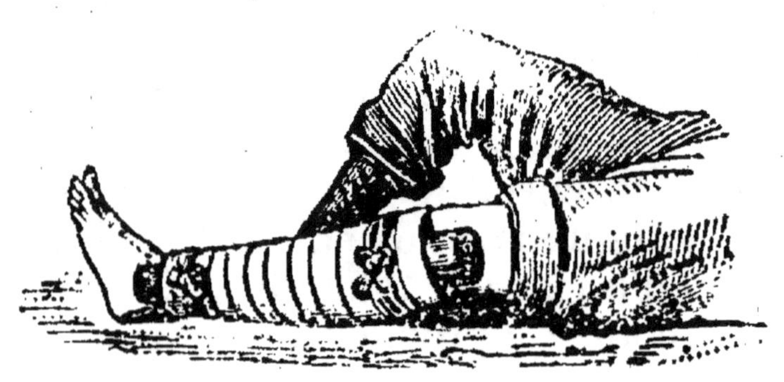

Fig. 11.

Si c'est le membre inférieur qui est atteint, le malade est couché sur le dos, la jambe saine fléchie, la jambe blessée étendue et fixée dans cette position au moyen d'un manteau roulé placé de chaque côté du membre et maintenu avec deux ou trois cravates ou mouchoirs (HEYFELDER) (fig. 11).

« Ce chapitre ne peut être terminé sans recommander d'éviter autant que possible le transport des blessés au moyen des cacolets : on n'aura pas à craindre, de cette façon, les cahots, les ruades, les secousses imprimées par le trot ou le galop, enfin des chutes souvent mortelles.

» En somme, il faut que l'officier soit bien convaincu qu'un transport bien fait diminue énormément les souffrances d'un blessé et qu'un transport mal fait peut aggraver considérablement une blessure. » (MARMONIER.)

CHAPITRE V.

DES PLAIES.

On désigne sous le nom de plaie une solution de continuité des tissus vivants.

Causes. — Les plaies sont occasionnées par instruments *tranchants, piquants,* ou *contondants.* A cette dernière catégorie appartiennent les plaies par armes à feu.

Les plaies sont SIMPLES OU COMPOSÉES,

Les premières sont représentées par une simple incision, n'intéressant que la peau ; les secondes comprennent, dans leur étendue, la lésion simultanée de plusieurs organes.

Traitement. — Les indications curatives des plaies sont relatives à leur cause, aux organes blessés, ainsi qu'aux accidents qui peuvent se déclarer.

Les plaies par simple incision n'offrent d'autre indication que la réunion immédiate, dite par première intention. On lavera la plaie, on la nettoira de la poussière ou des corps étrangers qui peuvent séjourner entre ses bords et qui agiraient comme substance irritante, empêcheraient la réunion primitive et pourraient être l'origine de complications ultérieures

On ne saurait trop recommander la prudence et les précautions dans l'exploration et le lavage de certaines plaies, surtout de celles qui siègent au niveau des gros troncs artériels. Qui ne sait le reproche fait à l'illustre Dupuytren pour avoir exploré imprudemment la plaie pénétrante de la poitrine du duc de Berry, lors de l'attentat de Louvel ? En effet, il ne faut pas, en toute hypothèse, s'exposer à rendre la position du blessé pire et à provoquer une hémorragie qui, peut-être, n'eût pas eu lieu sans cette exploration intempestive.

On arrêtera l'hémorragie par l'élévation du membre ou à l'aide d'une légère compression ou par l'application d'une éponge froide. Le lavage sera fait sans violence; un simple filet d'eau suffira pour débarrasser la plaie des petits corps étrangers, et ce qui ne sera pas entraîné par lui sera enlevé à l'aide d'une éponge. On réunira ensuite les bords de la plaie, de façon à les maintenir l'un contre l'autre, soit par du taffetas d'Angleterre, soit par des bandelettes agglutinatives. Si la plaie est profonde, on pourra seconder l'emploi de ces moyens de contention par un bandage unissant, une position convenable que l'on donnera au membre ou à la partie blessée, position qui doit avoir pour objet le plus grand rapprochement des bords de la plaie. La réunion par première intention s'obtient généralement au bout de trois jours; on n'enlèvera donc rien de l'appareil avant ce laps de temps. La partie malade restera au repos absolu. Un régime sévère et l'usage des boissons adoucissantes sont utiles durant le traitement de toute espèce de plaie. On fera bien de laver la plaie avec une solution chaude à la teinture d'iode (20 gouttes pour 30 grammes d'eau) et mieux avec une solution au sublimé de 1 pour 1.000. Une éponge imbibée de cette solution, tenue pendant une minute sur la plaie, arrêtera tout suintement des capillaires, résultat important, puisque tout épanchement empêcherait la réunion par première intention et entraînerait inévitablement la suppuration. On laissera toujours une ouverture à la partie inférieure de la plaie, pour que les liquides exsudés puissent trouver un écoulement facile. On protégera la plaie contre toutes les influences extérieures.

Lorsque la plaie a lieu par piqûre et qu'elle est accompagnée de peu de douleur et d'un léger gonflement, les applications émollientes (décotion de têtes de pavots) et résolutives (à l'extrait de saturne), suffiront.

Du reste, quand l'instrument est bien coupant, ces plaies ne sont autre chose que des plaies profondes par instruments tranchants. Quand elles sont faites par un instrument émoussé ou en forme de coin, ce sont des plaies contuses profondes.

Les plaies sont contuses quand elles ont été produites par un instrument contondant animé d'un mouvement plus ou moins rapide, et les lésions des parties molles s'étendent à une distance plus ou moins grande de la blessure, selon le volume de l'instrument contondant et la vitesse dont il était animé. Quand l'agent est volumineux, la plaie qu'il détermine a une étenduc qui lui est proportionnelle ; mais quand il est animé d'une grande vitesse, il détermine une lésion plus profonde et moins large (BRYANT).

Dans ces plaies, la réunion par première intention ne peut pas être espérée, parce que la suppuration est inévitable et généralement très abondante. Les exemples typiques des plaies contuses se rencontrent dans la chirurgie militaire. Elles présentent constamment une escharre qui tapisse toute la surface du trajet parcouru par le projectile. Dans ces cas, le premier soin de l'officier consiste à laver soigneusement la plaie, et à extraire tous les corps étrangers qui pourraient s'y trouver enfermés (boutons, morceaux de drap, projectiles, etc.).

Les plaies par arrachement ne sont que des plaies contuses devant subir le même traitement, une fois la plaie transformée en plaie simple par le bistouri du chirurgien. Elles se cicatrisent par seconde intention.

Les plaies par morsures appartiennent presque toujours à la variété contuse et se traitent comme telles.

N'oublions pas de noter que trois phénomènes primitifs se passent chez le blessé après une blessure : la douleur, la stupeur et l'hémorragie. Comme effet secondaire, il y a l'inflammation. Comme traitement local, un des meilleurs est la réfrigération.

CHAPITRE VI.

DES PLAIES ENVENIMÉES.

Les plaies envenimées qui sont causées par des armes empoisonnées doivent disparaître aujourd'hui du cadre des lésions chirurgicales : car il n'est plus de pays, à moins que ce ne soit chez quelques peuplades sauvages inconnues, où l'on ait encore recours à ce cruel moyen de destruction. Au dire de quelques historiens et même de certains voyageurs du siècle dernier, les armes empoisonnées consistaient dans des lances ou des flèches dont la pointe rugueuse était trempée dans le suc de plantes vénéneuses. Quant aux balles mâchées que de lâches ennemis ont voulu rendre irrégulières, afin de causer des plaies plus meutrières, elles diffèrent peu, pour le résultat, des balles les plus polies, même lorsqu'elles seraient en or, comme celles que firent fondre quelques preux chevaliers pour avoir l'honneur de tuer François Ier ou Charles-Quint.

Les piqûres d'abeilles, de guêpes, de scorpions ou de tarentules sont souvent accompagnées de douleurs très vives et même d'accidents graves, soit à cause du venin qu'elles injectent au fond de la plaie, soit par l'effet du dard qui reste dans la blessure, surtout lorsque ce dernier a traversé un filet nerveux. On devra procéder à son extraction avec soin et on tâchera de ne pas presser sur son extrémité blanchâtre qui forme un renflement à sa base, parce que l'on ferait sortir de cette vésicule un liquide vénéneux qui, pénétrant dans la piqûre, augmenterait encore la douleur.

Des compresses imbibées d'une forte décoction de têtes de pavots, et mieux d'un peu d'eau blanche laudanisée, remédieront avec beaucoup de succès à la douleur et au gonflement.

Quant aux morsures des serpents venimeux (la vipère en Europe, le serpent à sonnettes dans l'Amérique du Nord, le serpent à cornes dans l'Afrique, le crotal au Brésil, le cobra, le maïa, le daboïa dans les Indes), la gravité des symptômes dépend de la quantité de venin absorbé. Si le venin n'a pas pénétré dans une veine, on n'observera qu'une légère irritation. Dans le cas contraire, le siège de la morsure gonflera immédiatement et sera très douloureux. Bientôt on verra apparaître des taches ecchymotiques, le malade aura des syncopes, des éblouissements, des vertiges, perte de la parole, obscurcissement de la vue avec sueurs visqueuses et un grand effroi. Le patient est pris de nausées, de vomissements et d'une grande faiblesse générale. Son pouls est petit, rapide, et sa respiration embarrassée. La mort survient en une demi-heure ou quarante minutes ; généralement dans l'espace de cinq heures à deux jours (1).

Cependant les symptômes menaçants peuvent ne pas se montrer du tout ou disparaître au bout de cinq heures. Ainsi, l'on cite le cas d'un chirurgien indien qui, deux heures après avoir été mordu au pied par un serpent, éprouva de la douleur, qui remonta jusqu'à l'aine droite, le lendemain atteignit l'aisselle droite, en même temps que l'épaule et l'avant-bras gauche se tuméfiaient. Le malade guérit au bout de quelques jours à l'aide de fomentations chaudes. Il est probable que le poison n'avait pénétré simplement que dans le tissu cellulaire sous-cutané.

Traitement. — Le traitement doit avoir pour objet d'empêcher le venin de gagner la circulation générale, et, s'il y a pénétré, de combattre les effets de prostration ; car

_____

(1) Quelquefois l'individu mordu par certains serpents meurt subitement sans qu'on ait le temps de lui prodiguer aucun soin.

l'expérience et les observations semblent bien démontrer qu'il n'existe pas d'antidote susceptibles de neutraliser le venin pas plus qu'il n'existe d'agent prophylactique. Aussitôt la blessure faite, il faut poser une ligature au-dessus de la morsure, ligature qui sera assez serrée pour arrêter la circulation. Au besoin, un camarade complaisant pourra sucer la plaie, car le poison n'a aucune action, quand il est introduit dans la bouche, à la condition toutefois qu'il n'y aura ni plaie ni ulcération dans la bouche, le pharynx, l'œsophage, voire même dans l'estomac. Un autre moyen, c'est d'appliquer des ventouses (un verre contenant un morceau de papier allumé renversé sur la plaie). Un traitement qui domine tous les autres par son énergie et son plus d'efficacité, c'est la cautérisation à l'aide d'un fer rouge qui détruira sûrement le venin (1).

Un procédé qui semble assez séduisant, c'est, quand on a fait une ligature, de la relâcher de temps en temps, pendant cinq minutes, de façon à laisser le poison s'en aller peu à peu et s'éliminer ainsi; on se trouvera bien de changer la ligature de place, car l'application continue d'une ligature serrée pendant vingt-quatre heures au même

---

(1) En l'absence de fer rouge, un moxa serait utile.

niveau, peut compromettre la vitalité du membre, et, bien que cela soit encore préférable à la mort de l'individu, il faut cependant tâcher de l'éviter.

Comme moyens locaux, on applique des cataplasmes (ceux de feuilles de tabac sont en grande faveur dans le sud des Etats-Unis). On fera également des fomentations. A ces moyens, on ajoutera des calmants.

Comme traitement général, on cherchera à soutenir les forces du patient, jusqu'à ce que le poison ait été éliminé. Au premier moment, quinze gouttes d'ammoniaque dans un peu d'eau sont d'une efficacité incontestable. A une période plus avancée, l'alcool sera préférable. Ainsi, toutes les deux ou trois heures, on donnera un œuf battu dans l'alcool, afin de maintenir le système nerveux et vasculaire en état de stimulation suffisante pour pouvoir éliminer le poison.

Tout ce que nous avons dit à l'égard des plaies venimeuses peut s'appliquer aux morsures par les chiens enragés.

CHAPITRE VII.

ACCIDENTS CONSÉCUTIFS AU TRAUMATISME.

Commotion, délire traumatique.

ARTICLE Ier.

Commotion. — On a vu la *commotion* consécutive à des traumatismes qui ne laissaient aucune trace de leur action destructive sur la structure des organes vitaux. entraîner des morts subites, morts qui ne peuvent admettre d'autres explications qu'une suspension ou abolition de la puissance nerveuse. Leur explication n'est guère possible à l'aide de nos moyens actuels d'investigation ; mais c'est surtout après des traumatismes entraînant de larges brûlures, des plaies contuses et par arrachement, des hémorragies abondantes, etc., que la commotion peut entraîner la mort.

Le danger de ces traumatismes est d'autant plus grand que le siège de la lésion se rapproche davantage du tronc : fait péremptoirement démontré par les amputations des membres inférieurs.

Les lésions siégeant au tronc présentent une gravité beaucoup plus grande encore, et ce principe est vrai, non seulement par les accidents qui portent une atteinte grave à des organes ou à des tissus qui peuvent empêcher le fonctionnement nécessaire au maintien de la vie, mais même pour des lésions légères, qui passeraient inaperçues, mais qui, en cet endroit, sont souvent et inopinément suivies d'effets extrêmement dangereux. Un simple coup sur le scrotum, sur le creux de l'estomac, peut être suivi d'un collapsus intense et d'une prostration absolue pouvant se terminer par la mort, comme les annales du jeu de cricket en contiennent des exemples.

Une préoccupation mentale profonde, coïncidant généralement avec une extrême excitation, possède, sans nul doute, le pouvoir de retarder les effets du traumatisme.

Ainsi l'on voit souvent des blessés n'avoir conscience de blessures graves et douloureuses que longtemps après qu'ils les ont reçues. Mais l'effet moral du traumatisme n'est que retardé ; son intensité ne perd rien de l'effet combiné de la blessure, de la douleur, de la fièvre qui commence, de l'épuisement, de la crainte et peut-être même du désespoir.

Symptômes. — Il n'y a rien d'aussi caractéristique, représentant d'une façon aussi frappante l'image de la mort, que l'état d'un individu frappé des manifestations de la commotion. Le malade est étendu, immobile, indifférent à tout ce qui l'entoure; ses membres sont sans nulle force et dans la position où le hasard les a mis; l'intelligence est obtuse, et le malade n'entend que les questions faites à haute voix et répétées plusieurs fois. C'est exceptionnellement que l'ouïe conserve une certaine acuité. Il n'y a pas de paralysie, mais la parole est lente, embarrassée et à peine compréhensible. Les mouvements des membres sont lents et paresseux. Les traits du visage sont complètement changés. La face est ratatinée, les yeux ont perdu leur éclat et sont tournés en haut, l'orbite excavée et bordée d'un cercle noirâtre, les pupilles dilatées ne réagissent que lentement à l'excitation de la lumière. Les muqueuses sont décolorées ainsi que la peau; les doigts et les ongles sont violacés. La sueur perle sur le front du malade et son corps est glacé, puisqu'on a noté jusqu'à 2 degrés d'abaissement de température. De temps en temps, il sent des frissons et grelotte. La sensibilité générale est considérablement amoindrie. Les nouvelles les plus graves ne le feront pas sortir de sa stupeur. Le pouls est petit, irrégulier, dépressible et très accéléré.

Il n'en est pas toujours ainsi à la

suite des traumatismes. Ce tableau, qui représente singulièrement la déchéance vitale de l'organisme, présente dans d'autres cas des phénomènes tout opposés.

Au lieu de cette apparence calme de la mort, on constate une agitation et une excitabilité extrêmes. Le malade est comme un fou, se jetant brusquement de côté et d'autre, ayant la respiration des plus gênée ; il est exténué et agité par la perspective d'une fin prochaine, il vocifère, répétant plusieurs fois les mêmes choses. Son être tout entier ne révèle qu'un degré extrême d'anxiété et de douleur. L'intelligence est bien conservée et semble sous le coup d'une angoisse effrayante. Ajoutez à cela un gémissement plaintif et une indifférence marquée pour tout ce qui l'entoure. La soif est brûlante, la déglutition se fait péniblement, et souvent les liquides ingérés sont aussitôt rejetés. Il y a un manque absolu de sommeil, à peine le patient s'assoupit-il légèrement. Enfin l'épuisement arrive bientôt à son comble ; des sueurs profuses inondent le blessé, il n'y a plus de mouvements, les traits s'altèrent, le malade est mort.

Il y a cette différence entre la commotion et la syncope, que, dans celle-ci, généralement il y a perte de connaissance soudaine et complète, due à la suspension des fonctions des parties du cerveau qui commandent aux phénomènes intellectuels, et cela en raison de la suppresion de l'apport sanguin à la tête, tandis que, dans la commotion, il est rare que la perte de connaissance soit complète : l'activité cérébrale est conservée, mais impuissante à accomplir un effort d'intelligence. La puissance est seulement affaiblie, mais non abolie.

Quant à ce qui regarde les causes de la commotion ou de la stupeur, ces causes ne sont pas toujours traumatiques, car il est absolument certain qu'une émotion morale, surtout la joie ou la peur, peut d'elle-même, sans qu'il y ait une lésion physique quelconque, être suivie des formes les plus graves produisant la mort subite, sans même qu'il y ait probabilité de maladie organique du cœur.

« Il y a quelques années, un surveillant s'était rendu tellement odieux aux étudiants qn'ils résolurent de lui donner une leçon. Pour cela, ils préparèrent un billot et une hache qu'ils placèrent dans un endroit écarté, et, s'étant habillés de vêtements noirs, plusieurs d'entre eux se disposèrent à remplir le rôle de juges; les autres allèrent chercher le surveillant et l'amenèrent devant ce tribunal. Quand il vit tout cet appareil, il affecta de traiter la chose en plaisanterie, mais les étudiants lui certifièrent que tout cela était très sérieux. Ils lui dirent de se préparer à mourir, car il allait être décapité à l'instant et dans ce lieu même. Tout tremblant, le maître d'études jetait des yeux hagards tout autour de lui, dans le vague espoir d'apercevoir un indice que cette sentence ne serait pas exécutée, mais il ne rencontra que des regards sévères ; puis un étudiant s'avança pour lui bander les yeux. On fit agenouiller ce malheureux devant le billot, en même temps qu'on levait la hache de l'exécuteur, mais au lieu du bord tranchant de l'instrument, on laissa tomber sur la nuque du coupable une serviette mouillée. C'était tout ce que les étudiants voulaient faire, et jugeant qu'ils avaient assez effrayé le maître d'études, ils enlevèrent le bandeau qui recouvrait ses yeux. Quels ne furent pas leur surprise et leur effroi en apercevant un cadavre ! » (LAUDER BRUNTON.)

Bien qu'on n'observe pas souvent cet effet terrible, on ne compte plus les cas d'idiotie et d'autres états morbides affectant l'intelligence, et il n'y a rien qui étonne quand on songe aux effets des impressions morales sur les fonctions de l'organisme. Un exemple remarquable de cette influence s'observe chez les femmes pendant la lactation. Cette influence se traduit par une modification immédiate dans les qualités du lait, à ce point que l'enfant peut en éprouver les plus fâcheux effets.

Il est un fait singulier qui s'observe particulièrement après cet état de stupeur consécutif à une émotion morale : c'est que, quand les effets immédiats sont passés, il y a souvent un organe dont la fonction reste pour toujours altérée. Telle est, par exemple, la surdité qui survient à la suite d'une frayeur soudaine.

La commotion traumatique ou morale peut donc avoir des conséquences mortelles en l'espace de quelques heures, surtout après des traumatismes graves et embrassant une large surface. Le malade peut s'affaisser graduellement après un temps plus ou moins long. Cependant, la réaction peut se faire ; mais plus elle se fera attendre, plus le danger sera grand. Le péril s'éloignera quand on verra les mouvements du cœur devenir moins précipités, plus forts et plus réguliers. La respiration devient plus profonde et plus égale, les téguments reprennent leur coloration normale, et les membres, d'immobiles qu'ils étaient, commencent à faire quelques mouvements. Le danger variera également selon la force morale du malade. Si le patient est plein d'espoir, gai, comptant sur une guérison rapide, toutes les chances de guérison seront en sa faveur. Si, au contraire, il est abattu, désespéré, convaincu qu'il est voué à la mort, cette idée seule peut amener les plus tristes résultats. L'influence du moral est considérable au point de vue du pronostic. En temps de guerre, les blessés des armées victorieuses guérissent en beaucoup plus grand nombre que les blessés du camp opposé.

La gravité de la commotion peut être atténuée par quelques moyens élémentaires que nous allons énumérer.

Traitement. — On commencera par dégager le cou et la poitrine, afin de favoriser la respiration ; on placera le corps dans une position inclinée, la tête aussi bas que possible ; un oreiller n'est pas utile. On devra rechercher s'il y a chez le blessé une hémorragie et l'arrêter selon les moyens exposés chapitre VIII ; mais la chose la plus utile est de maintenir la température au degré le plus rapproché de la normale. Par conséquent, on chauffera le lit et la chambre. On enveloppera le patient avec des couvertures chaudes, on l'entourera de bouteilles d'eau chaude et on frictionnera les extrémités. On a recommandé aussi de placer le malade dans un bain chaud à la température de 36° que l'on pourra porter jusqu'à 43°. On laissera le patient de 15 à 20 minutes dans ce bain. On a souvent constaté que la température qui était à 35°,5 est remontée à 37°; la respiration est devenue, sous cette influence, moins accélérée et plus calme, et la peau, qui était froide et visqueuse, est redevenue chaude et colorée. On ne manquera pas non plus d'exercer sur le cœur, pour en prévenir la parésie, et sur le creux de l'estomac, des frictions sèches et rudes avec une flanelle très chaude. Des papiers moutarde seront également utiles sur l'estomac (pour prévenir les vomissements) et sur les membres inférieurs.

On ne doit pas non plus négliger les stimulants tels que l'alcool, qui devra être donné à petite dose (30 à 60 grammes), surtout si la réaction commence à s'opérer. Si celle-ci fait totalement défaut, c'est que la dose d'alcool ci-dessus prescrite ne produit aucun effet, que l'estomac n'est pas en état d'assimiler, et alors il est opportun de donner des lavements à l'eau-de-vie. Si la réaction se produit, on insistera sur un régime fortifiant. Si le pouls devient dépressible, on doit recourir de nouveau à l'eau-de-vie et on en donnera en faible quantité toute les demi-heures. Si l'on possède un peu de laudanum Sydenham, il sera à propos d'en administrer 15 à 20 gouttes dans de l'eau sucrée pour calmer la douleur du patient et lui donner un peu de repos. Nous ne nous étendrons pas sur les effets bienfaisants de la strychnine, de la belladone et de la digitale en cette circonstance, puisque ces médicaments ne se rencontrent que sous la main d'un médecin ou d'un pharmacien.

ARTICLE II.

Délire traumatique.

Le délire est constitué par un trouble temporaire des facultés intellectuelles et perceptives, se manifestant dans les paroles et les mouvements du malade. La parole n'est pas l'agent indispensable par lequel se traduit le délire, puisque un sourd-muet, un aphasique peuvent être atteints de délire aussi bien que n'importe quel autre individu, puisqu'il est prouvé que l'on peut provoquer expérimentalement le délire chez les animaux.

Causes. — Parmi les causes les plus fréquentes du délire traumatique, on doit signaler : l'hémorragie quand elle est soudaine et abondante ; une fracture compliquée et même simple ; les plaies par arrachement et de grandes dimensions ; enfin, surtout, les brûlures qui s'accompagnent plus fréquemment de délire que tous les autres genres de traumatisme.

Le délire traumatique peut s'observer également à la suite des morsures de serpents venimeux et des piqûres de certaines araignées et insectes, bien que l'on ne doive pas ajouter foi à tout ce que l'on raconte de la morsure de la tarentule qui est assurément du domaine de la légende.

On a vu aussi le délire et la mort survenir à la suite de piqûres d'abeilles, de guêpes, de frelons ; il est vraisemblable de croire que le délire se manifeste en raison de la douleur et de l'étendue de la surface atteinte.

Nous ne parlerons pas ici des causes telles que l'érysipèle, la gangrène, la pustule maligne, le charbon, qui, en altérant la qualité du sang, sont des causes puissantes de délire.

On ne confondra pas ce délire avec le *delirium tremens* (délire des buveurs).

Traitement. — Le délire n'étant point une maladie, mais un symptôme, le traitement doit naturellement s'adresser à la cause qui l'a produit. Dans ce cas, le médecin seul est compétent pour y remédier ; mais, si le délire domine tellement la scène et jette un grand trouble dans l'organisme de l'individu, on cherchera à le calmer par les moyens suivants :

On appliquera des ventouses à la nuque,

on mettra une vessie pleine de glace sur la tête et on administrera un purgatif (40 grammes d'huile de ricin). On fera prendre des bains de pieds à la farine de moutarde. Dans le délire, chez un blessé dont les forces sont considérablement déprimées, on fera bien de ne pas employer des mesures déplétives. Dans ce cas, une bonne nourriture, des stimulants (alcool et café) sont d'excellents moyens pour combattre la violence du mal. Un repos aussi absolu que possible et un complet isolement seront utilement prescrits. On évitera d'avoir, en présence du malade, des conversations qui l'intéressent et qu'il pourrait entendre, car cela pourrait le conduire à des actes regrettables.

CHAPITRE VIII.

DES HÉMORRAGIES.

Toute effusion de sang hors des vaisseaux constitue une hémorragie. Celle-ci est *spontanée* ou *traumatique*. Nous nous occuperons spécialement des hémorragies traumatiques, qui, par elles-mêmes, sont assez fortes parfois pour déterminer la mort en l'absence de tout traitement immédiat.

Il existe certaines hémorragies nasales qui, pour n'être pas traumatiques, n'en sont pas moins graves et réclament l'emploi de moyens chirurgicaux comme le tamponnement du nez.

L'hémorragie, quelle qu'en soit la provenance, est la plus sérieuse de toutes les complications des plaies en général. Elle détermine plus souvent la mort, directement ou indirectement, que toutes les autres conséquences des blessures. En face d'une blessure, la première chose à faire est d'arrêter l'hémorragie, qui est généralement le symptôme le plus alarmant et pour le patient et pour le chirurgien lui-même. Le plus fréquemment, il est indispensable d'intervenir immédiatement. Pour opérer avec succès, l'officier devra rester étranger à toute crainte, bien que ce spectacle soit fait pour paralyser le spectateur. Son esprit sera fortifié et préparé lorsqu'il aura acquis une connaissance complète des hémostatiques mis en œuvre par la nature. Il possédera alors seulement la hardiesse et la précision, la promptitude et la dextérité nécessaires pour le traitement des plaies des vaisseaux.

On distingue les hémorragies en *artérielles, veineuses* et *capillaires*, d'après les vaisseaux qui en sont le siège. Chacune de ces variétés a une grande importance pratique. Il n'est donc pas sans intérêt de rappeler que les artères sont des vaisseaux qui conduisent le sang du cœur vers toutes les extrémités du corps; que les vaisseaux capillaires, dont le calibre est excessivement fin, comme l'indique, du reste, leur nom, sont des vaisseaux intermédiaires qui reçoivent le sang des artères pour le communiquer, à leur tour, aux veines et que celles-ci ramènent au cœur, point de départ du cercle circulatoire, le sang qui s'est vivifié à son passage dans les poumons.

A) Hémorragies artérielles. — Dans cette espèce d'hemorragie, le sang a une couleur rouge vif, coulant par jets ou par saccades isochrones aux battements du cœur. — Entre chaque saccade, le jet ne cesse pas entièrement, mais il reste continu en présentant un volume plus considérable à chaque battement du cœur. Quand, pour une cause quelconque, une hémorragie abondante continue, les jets deviennent beaucoup moins marqués à cause de la diminution rapide du volume du sang en circulation et de la force de l'action du cœur.

B) Dans les hémorragies veineuses, le sang a une couleur rouge foncé et il s'écoule ordinairement en bavant et par un jet continu. Les hémorragies veineuses sont facilement reconnaissables.

C) Dans les hémorragies capillaires, le sang n'est pas d'un rouge aussi vif que dans les hémorragies artérielles, ni aussi foncé que le sang veineux. Il a une coloration spéciale. De plus, il ne forme pas un jet distinct, mais paraît sourdre à la surface. Les capillaires, quand ils sont blessés, sont les vaisseaux qui saignent le moins. Quelquefois, cependant, ils ne se contractent pas immédiatement et laissent échapper beaucoup de sang avant que le flot puisse être arrêté et mettent ainsi la vie en danger et même occasionnent la mort.

Symptômes. — La perte d'une certaine quantité de sang produit dans l'habitus extérieur une altération frappante. Le teint général, les oreilles, les lèvres et les téguments externes prennent une pâleur livide. — On remarque chez le patient une expression de langueur et d'indifférence, et souvent sa surface cutanée se couvre d'une sueur froide et visqueuse. Le malade entend une foule de sons imaginaires, la vue devient obtuse ainsi que la sensibilité générale. Enfin, souvent il devient inconscient et tombe en syncope et en convulsions. Après la syncope, des vomissements accompagnent le retour de la conscience et ne doivent pas inspirer d'inquiétude.

Quelquefois, les hémorragies peuvent cesser d'elles-mêmes. Si un vaisseau est complètement divisé, ses extrémités se rétractent et se contractent, et il se forme un caillot à l'intérieur ou au-devant de son orifice contracté, grâce généralement à la diminution dans l'énergie des battements du cœur. Ce caillot, qui est *externe* ou *interne*, se formera d'autant plus vite que le sang aura plus de tendance à la coagulation et que les battements du cœur, je le répète, seront plus faibles ; car, tant que le jet sanguin sera lancé avec violence, le mouvement du sang préviendra la formation du caillot, puisque le jet sera plus puissant que la cohésion du caillot et qu'il balayera le coagulum. Dans cette dernière hypothèse, on devra recourir à un des traitements suivants.

Traitement des hémorragies chirurgicales.

Quand le vaisseau blessé est superficiel, il est généralement facile de déterminer si le sang provient d'une artère ou d'une veine. La coloration rouge vif et l'issue saccadée du sang fourniront les renseignements nécessaires. On peut également s'aider de la compression de l'artère principale pratiquée entre la plaie et le cœur : si l'hémorragie s'arrête, c'est qu'elle est artérielle ; si elle augmente, c'est qu'elle est veineuse.

Une question de grand intérêt s'impose d'elle-même : Que doit-on tenter pour arrêter une hémorragie ? Les moyens suivants seront employés.

ARTICLE Ier.

Traitement chirurgical.

1° *Position.* — En élevant la partie blessée, on remarque souvent que des hémorragies veineuses cessent aussitôt, tandis qu'elles reparaissent immédiatement en l'inclinant en bas. On peut donc, par la position, tirer partie de la pesanteur pour diminuer la tendance à l'écoulement du sang. Les parties blessées doivent généralement être élevées ; on les place sur un oreiller, un coussin de hauteur convenable. Cet artifice a une valeur incontestable dans le traitement des hémorragies veineuses.

La position du membre en *flexion extrême* est également digne d'être notée. L'angle aigu qu'on fait faire à l'artère principale constitue un obstacle mécanique considérable à l'écoulement du sang. Cet artifice a été employé pour arrêter des hémorragies de la main ou du pied ; on fléchit fortement l'avant-bras sur le bras ou la jambe sur la cuisse, ou la cuisse sur l'abdomen au moyen de quelques tours de bande. Évidemment, on ne peut recourir à ces moyens que temporairement ou faute de meilleurs procédés.

Dans le cas de convulsions ou de syncope par perte excessive de sang, la tête du malade sera constamment dans une position déclive, afin de favoriser l'afflux du sang vers le cerveau. On ne laissera également pas les membres pendants hors du lit, car la pesanteur, en retenant le sang dans ces parties, augmente d'autant plus l'anémie cérébrale et le danger d'une issue fatale.

2° *Compression.* — Ce procédé consiste à exercer, au niveau des vaisseaux lésés, un certain degré de compression pour y arrêter la circulation ou empêcher le sang d'en sortir quand ils sont ouverts. La compression peut être faite *avec les doigts, avec des coussinets, des tampons, des tourniquets* et principalement *avec l'appareil d'Esmarch.*

La compression digitale peut arrêter le sang jusqu'au moment de l'arrivée d'un médecin qui procédera à la ligature des vaisseaux. Souvent la compression digitale peut être exercée directement sur l'orifice des vaisseaux blessés. Dans une foule de cas, la compression ainsi employée a conservé la vie à des malheureux qui n'auraient pu être sauvés autrement. Le malade lui-même peut exercer cette compression, mais souvent un camarade bienveillant la pratiquera avec plus de calme et plus de succès.

Tel est le cas rapporté par Larrey, du général Arrighi, duc de Padoue, qui fut atteint à Saint-Jean-d'Acre d'une balle au cou. L'artère carotide droite fut blessée ; il s'ensuivit une hémorragie des plus abondantes, et sans nul doute, il se serait éteint sur le champ de bataille, si un soldat n'avait eu le bon sens d'arrêter le sang en introduisant deux doigts dans la plaie et en les y maintenant jusqu'à l'arrivée de Larrey qui lia l'artère avec succès.

La compression digitale qui a sauvé plus d'une existence gravement menacée, pourra être utilement employée en introduisant simplement un ou plusieurs doigts dans le fond de la plaie et surtout en les appliquant directement sur les orifices des vaisseaux. Un tel moyen est propre à arrêter une hémorragie jusqu'à l'arrivée du médecin, qui appliquera une ligature. La compression digitale peut se faire, je le répète, soit par le malade lui-même, soit par un camarade ou un simple spectateur. Une compression, même légère, est suffisante pour arrêter une hémorragie du plus gros calibre, à la condition qu'elle se trouvera exercée au niveau même de l'orifice de l'artère ou de la veine. De telles notions devraient être largement répandues dans le public, car, en toute circonstance, on en retirerait des effets heureux.

La compression est *directe*, quand elle est appliquée sur l'extrémité des vaisseaux ouverts ou sur la surface de la plaie, soit à l'aide des doigts, soit par le tamponnement de la plaie. Si l'on veut tamponner une plaie donnant lieu à une forte hémorragie, on fera bien, si la partie blessée est un membre, de le serrer préalablement avec une bande de flanelle de bas en haut jusqu'à son extrémité supérieure, afin d'éviter une infiltration sanguine du membre, complication toujours redoutable en laissant toutefois la plaie à découvert. Ensuite, on enfoncera avec les doigts, aussi profondément que possible dans la plaie elle-même, un morceau de toile ou de mousseline placé sur l'index à la manière d'un doigt de gant et que l'on remplira ensuite de charpie ou de mousse, d'herbe ou de terre, jusqu'à ce que ces matières dépassent les bords de la plaie. Ces bourrelets seront introduits avec vigueur et rapidité. Le tout sera maintenu en place par une bande serrée; autant que possible par une bande de caoutchouc. On doit soigneusement garder le blessé au repos en combattant toute excitation vasculaire, par des boissons froides acidulées et un régime antiphlogistique. On évitera souvent ainsi le retour de toute hémorragie.

La compression *est indirecte*, quand elle s'applique entre la plaie et le cœur, sur le trajet de l'artère blessée. On l'exerce soit avec les doigts, soit avec l'aide d'appareils. Souvent, cette compression enfonce les artères dans les parties molles sur lesquelles elles reposent. Si ces tissus n'ont pas un support solide, ils cèdent à la pression. Dans ce cas, la compression manque son but, puisqu'elle est insuffisante pour arrêter l'hémorragie, quelque vigoureuse qu'elle soit. Cette compression ne sera donc utilement appliquée que sur les artères qui ont au-dessous d'elles un support solide, par exemple sur un point du squelette, tel que les artères qui passent sous les tempes ou celles qui accompagnent les os des membres supérieurs et inférieurs. Il est vrai de dire que ce sont particulièrement ces artères qui sont le plus fréquemment blessées.

Bien que l'homme étranger à la science médicale ne possède pas une connaissance exacte du trajet principal des artères des membres supérieurs et inférieurs et des points les plus pratiques sur lesquels on peut exercer la compression, il parviendra néanmoins sans trop de peine à sentir au-dessus de la plaie les battements de l'artère principale du membre blessé en un point où l'artère n'est pas située trop pro-fondément, Là il pourra la comprimer

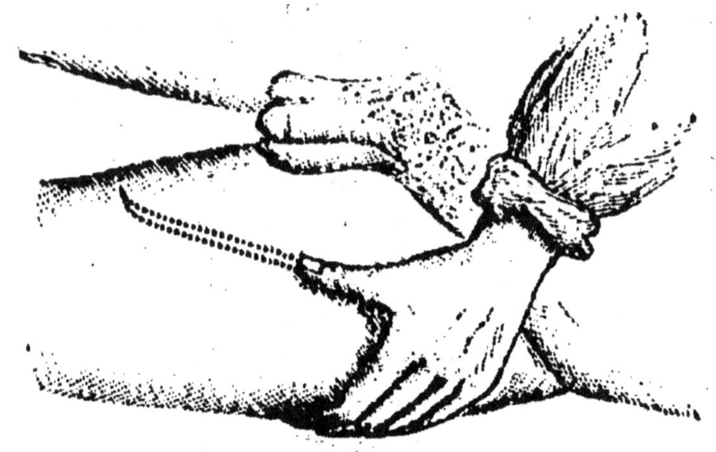

Fig. 12.

avec le pouce (fig. 12), le reste de la main prenant un autre point d'appui, soit au moyen de l'extrémité des quatre autres doigts, le reste de la main embrassant tout le membre (fig. 13). On peut, avec quelque patience, arriver à percevoir les battements artériels et connaître où les moyens de compression devront être appliqués. Souvent cette compression digitale indirecte sera fatigante pour celui qui l'exerce, parce que la main se fatigue vite. Il est donc bon de connaitre en quoi consiste la compression indirecte *mécanique*.

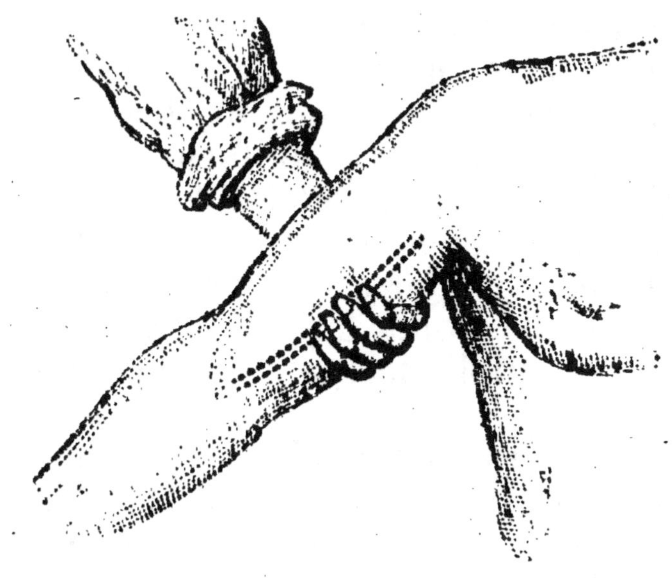

Fig. 13.

La compression digitale ne pouvant être prolongée avec succès, excepté par une main habile et vigoureuse, les chirurgiens ont inventé des tourniquets.

Je ne signalerai pas ici tous les genres divers de tourniquets qui se sont succédé en chirurgie. Je ne parlerai que de ceux que l'on peut improviser dans un moment de détresse.

On peut fabriquer de la manière suivante un instrument excellent pour comprimer les artères du membre supérieur et inférieur. On attache sans le serrer, autour du membre, un mouchoir de poche ou une pièce de mousseline pliée en forme de cravate. On placera sur le trajet de l'artère, entre la plaie et la racine du membre, par conséquent au-dessus de la blessure, un caillou de forme plate ou ovoïde, dont on allégera la dureté en l'enveloppant avec de la bourre de coton ou de l'étoupe, ou avec des compresses. Vis-à-vis du point où on aura placé le caillou, on appliquera une plaque de ceinturon.

Le mouchoir de poche ou la pièce de mousseline pliée en forme de cravate recouvrant le caillou et la plaque de ceinturon, sera vigoureusement serré et noué. Enfin on tordra celui-ci au moyen d'un bâton, d'une baguette de fusil ou d'une baïonnette qu'on passera en dessous, entre la bande et le ceinturon. On exercera ainsi une constriction graduelle et aussi forte qu'on le désirera. La plaque de ceinturon ne sert qu'à protéger la peau au niveau où se fait la torsion. Une fois l'hémorragie arrêtée, on fixe le petit bâtonnet afin de l'empêcher de se dérouler. Dans de telles conditions, le blessé peut attendre l'arrivée du médecin (fig. 15).

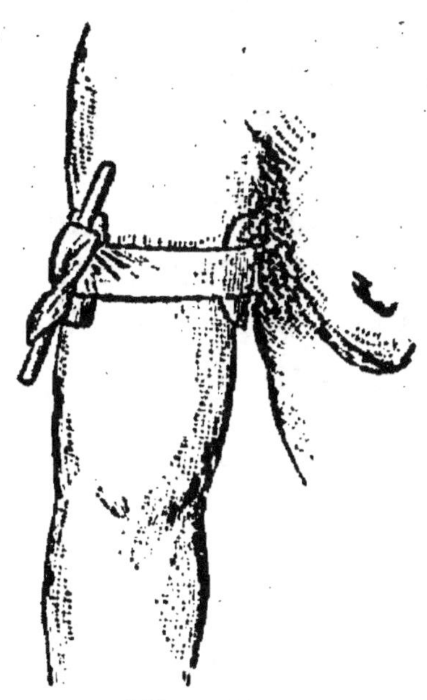

Fig. 15.

Un autre tourniquet peut être improvisé au moyen de deux branches d'arbre et de deux mouchoirs ou deux ficelles : c'est le *tourniquet a baguettes*. A l'extrémité de ces baguettes, on a le soin de tailler une légère encoche, afin que cette rainure empêche le lien constricteur de se déplacer.

Ces deux baguettes sont attachées l'une contre l'autre au moyen d'un mouchoir ou d'une ficelle solide, de telle façon que leur écartement puisse recevoir le diamètre du membre lésé. Le mouchoir est introduit au milieu de ces deux branches, de telle sorte qu'une d'elles s'applique exac-

tement sur l'artère, l'autre au point dia-
métralement opposé. A leur autre extrémité, les deux branches ou baguettes sont
également rattachées par une ficelle. On
pourra ainsi exercer sur l'artère la pression nécessaire pour intercepter toute
circulation (fig. 16).

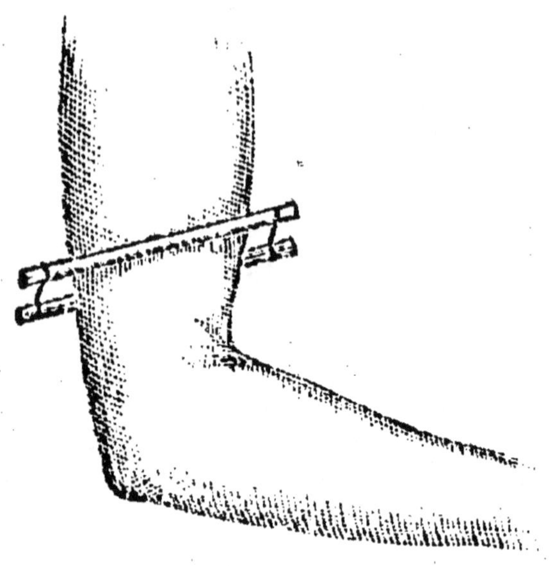

Fig. 16.

Il sera toujours bon d'entourer ces
baguettes avec un linge doux afin d'amoin-
drir la douleur de la constriction.

S'il arrivait qu'une constriction énergi-
que faite au-dessus de la plaie n'arrêtât pas
l'hémorragie, ce serait une preuve qu'une
veine aurait été lésée, et alors il serait
opportun de faire de la constriction au-

dessous de la plaie, c'est-à-dire entre la plaie et l'extrémité inférieure du membre. Du reste, l'officier devra toujours procéder ainsi, s'il n'est pas entièrement fixé sur la nature de l'hémorragie et surtout s'il soupçonne une hémorragie de source artérielle et veineuse tout à la fois.

L'appareil d'Esmasch nous fournit aussi un moyen très simple et très sûr d'intercepter la circulation. Si on entoure plusieurs fois, en serrant fortement, un membre d'une bande élastique ronde ou plate et si l'on en arrête les extrémités au moyen d'un nœud ou d'une épingle, les parties molles et avec elles les vaisseaux peuvent être assez fortement comprimés pour qu'ils ne puissent plus donner passage à une goutte de sang. Il est bien entendu que les effets d'une bande élastique bien appliquée doivent être continus et durables. Cette bande élastique peut être appliquée avec succès dans toutes les positions, et son emploi n'exige pas une connaissance anatomique intime de la région soumise à la compression. Dans les cas urgents, on peut employer à sa place une bretelle élastique.

Il est bon de faire connaître, à la fin de cet article, que toutes les plaies ne saignent pas autant les unes que les autres. Les plaies par armes à feu saignent moins que les plaies par instruments tranchants, tout en étant de même profondeur et de même étendue, car dans les premières, les vaisseaux sanguins sont déchirés par contusion ou par arrachement et, dans ce cas, la tendance à l'hémorragie est considérablement diminuée par la forme de la plaie. Quand on examine le moignon d'un membre emporté par un boulet, on voit que les petites artères ne donnent issue qu'à peu de sang ou n'en laissent même pas échapper du tout. Aussi, dans les plaies contuses ou par arrachement, ou par armes à feu des artères, le traitement chirurgical peut être différé, ce qui serait tout à fait impossible dans les plaies des mêmes artères par instruments tranchants.

Quand la compression aura été appliquée avec efficacité, elle ne devra être dérangée sous aucun prétexte avant l'arrivée du médecin, de crainte qu'une nouvelle hémorragie ne survienne. On devra donc savoir résister aux plaintes du blessé qui pourra souffrir d'engourdissement, de douleur ou de gonflement du membre.

Article II.

Traitement physiologique des hémorragies chirurgicales.

Les agents physiques thérapeutiques qui sont utiles pour arrêter une hémorragie sont des plus nombreux. Mais on devra choisir de préférence ceux qui excitent la contractilité des tuniques artérielles, veineuses ou des capillaires en rétrécissant leurs orifices, ou qui déterminent artificiellement la formation de caillots faisant l'office de bouchon, ou qui excitent une inflammation adhésive à l'intérieur et autour des ouvertures, rendant ainsi l'occlusion définitive. Nous choisirons les plus importants de ces hémostatiques.

1° *Le froid.* — Ce traitement date des temps les plus anciens. Celse, Rhazès, John Hunter parlent du froid pour arrêter les hémorragies. Après la bataille d'Eylau, le baron Larrey nous apprend qu'on ne lia que les gros vaisseaux et que les petites hémorragies cessèrent d'elles-mêmes, bien que les malades fussent transportés à de grandes distances. Le froid est donc un excellent moyen hémostatique. On triomphera souvent d'une hémorragie en ouvrant une plaie, en enlevant tous les caillots qui la recouvrent et en exposant sa surface au contact d'un air très froid. Mais il est infiniment préférable de faire sur la plaie une large application d'eau froide soit au moyen de compresses, soit au moyen d'une éponge et, mieux encore, à l'aide d'un simple filet d'eau découlant d'un vase quelconque suspendu au-dessus de la plaie. Sous cette influence, les petites artères se contractent et bientôt l'hémorragie s'arrête. Enfin, dans les cas graves, on pourra recourir à l'usage de la glace enfermée par petits fragments dans une vessie ou des sachets de caoutchouc.

2° *L'alcool* a toujours été employé comme pansement depuis les temps les plus reculés. Il produit au niveau de la plaie une douleur très vive avec sensation de chaleur et une contraction considérable des vaisseaux. Il coagule le sang, prévient la putréfaction du pus et favorise la cicatrisation.

3° *L'essence de térébenthine* agit également en excitant la contractilité des vaisseaux. Elle s'emploie à l'intérieur (10 gouttes toutes les heures dans un jaune d'œuf, jusqu'à guérison); à l'extérieur, comme pansement, en imbibant de la charpie qu'on place sur les parties saignantes.

4° Le perchlorure et le persulfate de fer sont deux sels dont on a beaucoup usé en solution comme topique pour arrêter les hémorragies. Ces sels ont la propriété de coaguler le sang ; le premier, liquide, à 33° Baumé, doit être mélangé dans les proportions de 5 grammes pour 100 grammes d'eau. On trempe de la charpie dans cette solution qu'on applique sur la surface saignante. La solution de persulfate de fer a été beaucoup plus employée comme hémostatique, en Amérique du moins, que le perchlorure, parce qu'on lui reconnaît des propriétés moins irritantes qu'aux autres sels de fer. On s'en sert en portant sur la plaie un bourdonnet de charpie imbibé de la solution 5 pour 100. Ces deux agents thérapeutiques ne devront être employés que pour combattre les hémorragies des téguments ou les hémorragies en nappe, et devront être déconseillés dans toute les grandes hémorragies chirurgicales. Car de tous les sels de fer, aucun n'a la propriété de faire contracter les vaisseaux ni directement, ni indirectement. Cependant, une telle influence est indispensable pour arrêter un écoulement sanguin d'une manière satisfaisante. De plus, ils présentent un grave inconvénient, celui de produire un caillot dur, très difficile à détacher et qui gêne considérablement la cicatrisation de toutes les plaies profondes sur lesquelles ces substances auront été appliquées. Cependant, dans les cas extrêmes, si la vie du malade est menacée, on fera bien d'y recourir. Si le caillot est un obstacle à la guérison rapide d'une plaie, et bien qu'il n'amène pas la contractilité des vaisseaux, il bouche quand même leur ouverture béante et permet d'attendre l'arrivée du médecin.

Beaucoup d'autres subtances minérales ou végétales sont également astringentes.

On s'est servi des acides tannique et gallique, de l'alun, du nitrate d'argent et du chlorure de zinc. Toutes ces préparations présentent les mêmes inconvénients que les sels de fer, sauf l'alun qui, dissous dans l'eau chaude et appliqué tiède, se dépose en fins cristaux sur les orifices des vaisseaux et arrête l'hémorrhagie.

Mentionnons encore le nitrate d'argent en crayon qui n'est susceptible d'arrêter que les petits écoulements sanguins.

Nous ne terminerons pas cet important article sans dire un mot particulier sur le traitement spécial des épistaxis (hémorragies du nez) qui, sans être des hémorragies chirugicales, n'en sont pas moins graves dans certains cas au point de mettre la vie en danger et même d'entrainer la mort.

Article III.

Traitement des hémorragies nasales.

Le nez est tapissé à l'intérieur d'une membrane muqueuse très vasculaire, dont l'exaltation sanguine produit l'épistaxis. Cet accident peut tenir à une foule de causes dont les plus évidentes sont des lésions directes résultant d'une chute sur le nez, d'un coup porté sur cet organe ou d'une érosion de la muqueuse (épistaxis primitive).

C'est ainsi que les enfants la provoquent fréquemment en portant leurs doigts dans le nez. A cet âge, où l'activité circulatoire paraît se porter vers la tête, l'épistaxis est très commune.

L'hémorragie du nez peut être produite par d'autres causes, par exemple par un afflux brusque du sang vers la tête (épistaxis secondaire active), ou bien elle se manifeste dans des tempéraments hémorragipares (scorbut, purpura, anémie) ou dans les affections dites putrides, advnamiques (fièvre typhoïde) ; de là son nom d'épistaxis passive.

Quelle qu'en soit l'origine, si l'épistaxis est chez beaucoup d'individus un écoulement salutaire pouvant prévenir des accidents graves, dans d'autres cas il est important d'y remédier, surtout dans les affections avec débilité ou chez les jeunes gens aux formes grêles et élancées, à poitrine étroite, à peau blanche, aux pommettes colorées.

Quelle sera la conduite de l'officier en présence d'un tel accident ?

Traitement. — A moins que l'hémorragie ne soit excessive, on emploiera d'abord les moyens les plus simples sans oublier de toujours rassurer le patient, de tranquilliser son entourage, de le faire respirer par la bouche et de l'empêcher de faire des efforts pour souffler avec le nez. Sa position doit être droite, la tête penchée en avant. On peut presser contre la cloison les ailes de la narine affectée ou introduire le doigt aussi haut que possible pour agir comme avec un tampon. (Morgagni.)

On peut également, et en même temps, faire tenir le bras, du côté affecté, élevé au-dessus de la tête et exciter la contraction des vaisseaux du nez en appliquant le froid, sous forme de glace, sur la nuque ou sur le scrotum. C'est en déterminant un spasme par réfrigération qu'agit la clef que le vulgaire est dans l'usage de glisser dans le dos du malade. Les injections ou les irrigations d'eau froide, simple ou vinaigrée, dans le nez, sont parfois utiles dans les cas légers en excitant la contraction réflexe des vaisseaux ; mais les injections ont toutes cet inconvénient, c'est qu'elles enlèvent les caillots à mesure qu'ils se forment. Si tous ces procédés échouent, ou pourra bourrer les fosses nasales de petits bourdonnets de charpie attachés à un fil ou de coton boraté ou de coton absorbant imprégné de substances astringentes (perchlorure de fer dilué dans un peu d'eau), ou de papier buvard. Nous croyons que le tamponnement doit plutôt son efficacité au degré de compression qu'il exerce qu'aux propriétés astringentes des éléments dont sont imprégnés les bourdonnets.

Les individus pléthoriques sujets à l'épistaxis doivent s'imposer un régime sobre et léger, s'abstenir de liqueurs et autres substances excitantes, éviter les vives impressions morales, les exercices violents, l'impression d'une forte chaleur.

CHAPITRE IX.

DE L'IVRESSE.

Un des fléaux que l'on rencontre le plus fréquemment dans l'armée, est l'ivresse.

L'excitation du cerveau et le désordre de ses fonctions par suite des boissons fermentées alcooliques, se fait quelquefois d'une manière très prompte. Les substances introduites dans l'estomac agissent par une stimulation propre qui se propage au cerveau avant que ces substances aient pu avoir le temps de se mêler au sang par les voies digestives. C'est surtout quand l'ivresse entraine du délire qu'il faut entourer le malade d'une foule de précautions : on lui enlèvera ses armes, on le confiera à la garde d'un camarade afin qu'il ne puisse tomber dans une pièce d'eau et s'y noyer, ou dans la neige où il subirait plus que tout autre les effets de la congélation. On évitera de l'approcher du feu, on le tiendra plutôt dans un endroit frais ; et si, malgré ces précautions, il se produisait des phénomènes congestifs du côté de la face, on devrait lui appliquer des sinapismes le long des membres inférieurs et lui enlever tous les vêtements qui pourraient exercer une certaine contention autour du thorax et du cou.

Le délire de l'ivresse cesse ordinairement au bout de quelques heures. Il est rare qu'il faille avoir recours à des moyens médicaux pour le faire cesser. Les vomissements naturels ou provoqués soulagent promptement le patient. Aussi, à cet effet, on pourra administrer au malade un verre d'eau tiède toutes les dix minutes et, si les vomissements ne se produisent pas, titiller le fond de la gorge, ou la luette, avec une plume d'oie. L'usage du café est aussi un excellent moyen curateur ainsi que les boissons froides acidulées auxquelles il est utile d'ajouter 15 à 20 gouttes d'ammoniaque liquide. Le café a la propriété de dégager le cerveau de la trop grande quantité de sang qui s'y porte et possède une action sur notre organisme opposée à celle des spiritueux.

Ne négligez également pas d'appliquer de l'eau froide sur la tête et même de pratiquer l'aspersion générale de tout le corps.

CHAPITRE X.

DE L'ALCOOLISME.

L'ivresse appelle tout naturellement notre attention sur l'alcoolisme qui devient un des fléaux les plus mortels de notre époque, tant au point de vue de la santé que de la moralité, c'est-à-dire de la *criminalité*, de la *natalité*, de la *mortalité*, de la *vitalité*, de la *mort accidentelle*, du *uicide* et de *l'aliénation mentale*.

Ces diverses relations sont on ne peut plus intéressantes pour quiconque voit augmenter chaque jour les ravages incalculables produits par les boissons alcooliques. Cette progression ne doit rien avoir de surprenant, puisque, depuis cinquante ans, la consommation moyenne de l'alcool, par tête, a quadruplé en France ; de un litre qu'elle était en 1831, elle est arrivée à quatre litres en 1884.

Depuis 1873, la consommation des alcools, en France affecte un véritable mouvement de tache d'huile ; celle-ci s'étend progressivement et gagne peu à peu tout le terrain perdu par le vin dont la consommation est en raison inverse de la consommation de l'eau-de-vie.

Si l'on compare le relevé des viols et des attentats à la pudeur pendant les années de 1876 à 1880, l'on constatera que le nombre de ces crimes et délits contre les mœurs est à peu près en rapport avec l'augmentation de la consommation de l'alcool. Il en est de même pour le nombre des accusés jugés par les cours d'assises et des prévenus jugés par les tribunaux de 1881 à 1884. Il existe donc un lien étroit entre la criminalité et la consommation alcoolique.

A côté de ces effets, l'alcoolisme en produit d'autres encore plus funestes, parce qu'ils atteignent la force vitale du pays. Nous voulons parler de l'influence que la consommation exagérée de l'alcool, surtout de l'alcool de l'industrie, exerce sur la constitution humaine, la santé des enfants, souffrant le plus souvent des excès alcooliques du père. On peut rattacher le phénomène de la diminution de plus en plus marquée de la population, qui affecte quelques points de notre territoire, au phénomène de l'augmentation de la consommation alcoolique. En Normandie, principalement, la mortalité des enfants du premier âge est effrayante et si la consommation alcoolique n'est pas la seule cause de dépopulation dans ce pays et dans certains départements (Jura,

Basses-Alpes, Lot-et-Garonne, Ariège. etc.), elle contribue certainement à l'accroissement de la mortalité aussi bien qu'à l'affaiblissement physique de la race.

Quelques économistes ont avancé que la consommation de l'alcool élève le niveau moyen de la taille et favorise, en cela, le perfectionnement d'une race. Cette assertion est erronée ; depuis 1872, la consommation de l'alcool a presque doublé en France et cette augmentation n'a eu aucune action sur la taille des conscrits. Mais si l'on compare le nombre des jeunes gens réformés par les conseils de revision et celui des inscrits sur les listes de tirage de 1873 à 1886, on trouve une progression de la proportion des réformés dans certains départements où l'alcoolisme fait le plus de ravages.

En ce qui concerne le nombre des accidents mortels et des suicides dus à l'alcoolisme, les comptes généraux de l'administration de la justice criminelle montrent que, d'abord très bas, en 1836 (morts accidentelles, 226 ; suicides, 137), il s'élève, pour ainsi dire sans interruption, jusqu'en 1885 (morts accidentelles, 538 ; suicides, 868). Ajoutons que le nombre des morts accidentelles et des suicides dûs à l'alcoolisme sont, il va sans dire, en rapport corrélatif avec la consommation moyenne de l'alcool par tête dans chaque département.

Si l'on dresse séparément la carte géographique des suicides alcooliques et une autre carte des aliénés alcooliques placés dans les asiles publics et qu'on répartisse chacune de ces deux catégories par départements, on trouve entre ces deux cartes une certaine analogie. Le nombre des aliénés alcooliques dans les 46 asiles départementaux, qui était de 1,436 pendant la période quinquennale 1861-1865, est toujours allée en progressant et s'élevait, en 1881-1885, à 7,387.

En d'autres termes, la proportion des aliénés dont l'affection est due à l'alcoolisme était, en 1861, de 8 à 9 0/0 des entrées ; elle se montait, en 1885, à 16 0/0. Voilà la marche moyenne de l'aliénation alcoolique pendant les vingt-cinq dernières années ; mais si l'on considère en particulier les proportions afférentes à chacun des 46 asiles, on voit que les asiles qui accusent le plus fort contingent alcoolique se trouvent précisément dans les pays où la consommation alcoolique est la plus forte.

Nous avons profité de notre petite étude sur l'ivresse pour dire un mot sur l'alcoolisme et faire toucher du doigt toute l'étendue de ce fléau afin que l'on puisse apprécier exactement la gravité de la

situation présente. Il appartient donc au gouvernement d'abord, et aux chefs d'armée en particulier, de prendre des mesures rigoureuses et énergiques pour restreindre les ravages de ce fléau du jour, mesures que l'on peut considérer aujourd'hui comme des mesures de sécurité nationale et des lois de salut public.

CHAPITRE XI.

DES BRULURES.

La brûlure est une lésion déterminée par un calorique intense appliqué aux organes. La chaleur est le seul agent, bien que l'on attribue la propriété de brûler à certains corps désorganisateurs tels que les acides concentrés, l'acide azotique, sulfurique. phénique. etc.. et certaines substances corrosives.

Nous nous occuperons spécialement ici des brûlures par les corps solides (poudre). par le feu. la flamme, l'eau bouillante et par le soleil. laissant de côté les brûlures par les huiles, les liquides denses et les acides concentrés comme l'acide sulfurique, azotique, chlorhydrique, et les caustiques alcalins tels que la soude, la potasse, **l'ammoniaque**, la chaux vive, qui ne sont que des cautérisants et non des comburants.

Article Ier.

Brûlures par la poudre, le feu, etc.

Les divers degrés de la brûlure varient suivant l'intensité de la chaleur, la durée de son action, et suivant la capacité que le solide ou le liquide possède pour emmagasiner le calorique. L'effet produit peut varier beaucoup, depuis la rougeur érythémateuse jusqu'à la carbonisation d'un membre.

Dupuytren admettait six degrés de brûlure. Il suffit de répartir ces lésions en trois groupes :

1° Erythème, irritation de la peau ;

2° Vésication, inflammation de la peau et formation de vésicules ;

3° Gangrène superficielle ou profonde de la peau et même carbonisation de tout un membre ou de tout le corps.

Chacun sait de quelle sensation douloureuse la brûlure est accompagnée, mais un phénomène bien digne de remarque, c'est la tendance de la désorganisation à se propager au delà des limites du point primitivement affecté, de sorte qu'une brûlure légère, au premier aspect, est souvent suivie de graves désordres. Une foule de médications ont été préconisées pour remédier à un accident aussi fréquent que douloureux.

Traitement. — Parmi les recettes populaires, il en est quelques-unes d'assez rationnelles ; les pulpes de carottes, de pommes de terre ont pour effet de calmer la douleur par le fait de la fraicheur qu'elles comportent et de modérer l'irritation par le mucilage qu'elles contiennent ; la farine absorbe la sérosité qui tend à s'exhaler et s'oppose à la formation de vésicules. On en couvre abondamment la brûlure de manière à constituer une enveloppe douce, épaisse, calmante. On applique par-dessus des couches de ouate que l'on fixe avec une bande.

C'est à peu près ainsi qu'on peut s'expliquer l'action du coton cardé et du duvet du typha qu'on a beaucoup vantés. Mais un remède fort simple et qui, selon nous, mérite une grande confiance, c'est l'eau froide dans laquelle on maintient la partie brûlée aussi longtemps qu'il est nécessaire pour prévenir ou modérer l'action inflammatoire, c'est-à-dire pendant plusieurs heures et même pendant un jour, en ayant soin de changer l'eau à mesure qu'elle s'échauffe. Lorsque la partie brûlée n'est pas susceptible d'être immergée, il faut employer des compresses imbibées d'eau froide qu'on renouvelle souvent. Non seulement l'eau fraiche calme instantanément la douleur, mais elle s'oppose aux phénomènes inflammatoires.

On rendra cette eau plus résolutive et plus calmante encore en l'additionnant de deux cuillerées à bouche, par litre, d'extrait de Saturne (sous-acétate de plomb liquide) et d'une cuillerée à dessert de laudanum Sydenham.

Lorsque l'action du calorique a été assez vive pour désorganiser les tissus, les parties mortifiées doivent nécessairement s'éliminer par suppuration. Ces plaies rentrent dans le cadre des plaies suppurantes et réclament un traitement analogue. Alors l'acide phénique possède au suprême degré la propriété de diminuer la douleur et d'être un puissant antiseptique. On prendra onze parties d'huile d'olive pure et une partie d'acide phénique. Si on peut faire de l'irrigation, on la fera avec de l'eau phéniquée au titre de 8 grammes pour 1,000 grammes d'eau. L'acide phénique crée une anesthésie plus ou moins marquée de la peau et son action est des plus actives. Sa combinaison avec un corps gras nous donne un pansement calmant, agréable, adoucissant et antiseptique, facile à enlever en causant peu de souffrances puisqu'il ne sèche pas. Pour faire le pansement, on en imprègne de la charpie ou un vieux linge propre ou bouilli qu'on place sur la brûlure et on fixe le tout par quelques tours de bande.

On doit, au renouvellement du pansement, ne découvrir qu'une portion de la surface brûlée pour éviter le refroidissement de la plaie. On ne doit point également arracher les parcelles de vêtement carbonisé qui adhèrent à la peau, de crainte d'entraîner des parcelles d'épiderme avec elle. Ces morceaux de vêtement se détachent tout seuls. Il ne faut également pas crever les phlyctènes, mais les ponctionner à leur point le plus déclive.

On exprime doucement leur contenu et on a grand soin d'éviter que l'épiderme ne soit enlevé par le frottement. Les pansements se feront tous les deux, trois ou quatre jours, à moins qu'il n'y ait beaucoup de suppuration et une odeur fétide.

Nous laisserons de côté des modes de traitement qui sont très en faveur dans la pratique chirurgicale, tels que le liniment oléo-calcaire, le collodion simple ou riciné, le bicarbonate de soude avec lequel on saupoudre les surfaces brûlées, ingrédients que l'on n'a pas toujours sous la main.

Quand les surfaces brûlées présentent une grande étendue, par exemple sont disséminées sur tout le corps, le grand bain tiède de 32 à 38 degrés produira les meilleurs effets.

Ce traitement peut être continué pendant plusieurs jours et même plusieurs semaines sans interruption. On a vu dans ces conditions des guérisons rapides.

Nous ne dirons rien des cicatrices qui succèdent aux brûlures et qui entraînent la difformité des parties lésées. Il suffit de savoir qu'on doit s'attacher à prévenir toutes rétractions en maintenant les parties dans une extension convenable jusqu'à parfaite guérison. Si les doigts sont affectés, on les maintiendra sur une palette et on les tiendra écartés au moyen d'un appareil convenable, afin de prévenir une adhérence mutuelle.

Souvent certaines brûlures sont suivies de prostration, d'abattement et de sensation de froid. On aura recours alors aux stimulants, au café, aux consommés, au lait, etc. La soif, souvent si vive, sera calmée par des petits morceaux de glace et de légères quantités de champagne ou de l'eau gazeuse.

Quant aux accidents qui forment habituellement le cortége des vastes brûlures, tétanos, irritations gastro-intestinales, inflammation des voies aériennes, accidents cérébraux, nous ne les traiterons pas; ces accidents ne rentrent pas dans le cadre que nous nous sommes fixé.

ARTICLE II.

Brûlures par le soleil.

Les brûlures par les rayons solaires sont ordinairement assez insignifiantes. Cependant les personnes à peau délicate seraient plus sensibles à l'action du soleil que les personnes à peau rude ou huileuse. Ces accidents s'observent particulièrement chez les personnes qui ne sont pas habituées à travailler en plein soleil; et ce ne sont que les parties découvertes, tels que le cou, le visage, les mains et les avant-bras, qui, sous l'influence de cette action, se trouvent prises d'une rougeur diffuse avec douleur cuisante.

Ces phénomènes ne présentent aucun danger tant que les deux tiers de la surface du corps ne sont pas brûlés.

Des lotions froides sur les parties affectées avec quelques frictions étendues pour exciter les fonctions de la peau suffiront amplement pour soulager et guérir le patient. C'est surtout au milieu des armées en marche qu'on a observé de nombreux exemples d'insolation et de coups de soleil.

En tout temps, on a eu à lutter contre les accidents de la chaleur et des rayons solaires. Aussi les campagnes de l'antiquité, aussi bien que celles de nos jours, sont-elles remplies d'exemples frappants. N'a-t-on pas vu des bataillons entiers, voire même des corps d'armée, décimés par cette influence néfaste ? Même dans les promenades militaire en été, au milieu des grandes revues, ne voit-on pas tous les jours des accidents de ce genre se produire ?

Ces accidents se présentent de deux manières : soit par l'action directe des rayons solaires (insolation vraie), soit par le simple fait de l'élévation de la température ambiante (coup de chaleur), bien qu'à cette dernière cause il faille adjoindre comme coefficients certains facteurs qui méritent d'être signalés, tels que la nature du sol que l'on parcourt, sol nu ou couvert de végétation, sol pierreux ou garni de terre ; le plus ou moins de tension de l'atmosphère, l'état de santé des individus, leur alimentation, leur chargement, tout autant de causes qui augmentent ou diminuent l'impressionnabilité du sujet à l'action du calorique.

Symptômes. — Le soldat exposé au soleil, surtout s'il possède un casque métallique ou une coiffure quelconque sans couvre-nuque, peut prendre une congestion cérébrale qui se manifeste par des maux de tête, des vertiges au point qu'il ne peut rester debout, de la rougeur de la face. Ajoutons, comme cortège habituel de ces phénomènes, des vomissements avec ralentissement des battements cardiaques, bien que le pouls demeure dur et résistant.

Quelquefois s'établit le coma, qui généralement est suivi de mort.

Les accidents qui se déclarent en dehors de l'action directe des rayons solaires, mais qui sont uniquement provoqués par l'élévation de la température ambiante, présentent de tout autres symptômes, tels que les envies de vomir, serrements au creux de l'estomac et parfois incontinence d'urines abondantes, claires comme de l'eau de roche, et absence absolue de toute transpiration.

Les accidents revêtent parfois un caractère plus aigu encore. Tout à coup, le malade se trouve pris de délire avec convulsions, puis il s'affaisse sans réaction aucune, avec pâleur de la face; les battements du cœur sont précipités et la chaleur de la peau est des plus intenses. Peu à peu, la respiration devient stertoreuse, les poumons s'engouent, la peau devient livide et froide, et bientôt ce triste spectacle se termine par la mort.

Le piéton est plus exposé à ces accidents que le cavalier ; car les couches inférieures de l'air sont d'autant plus chaudes et plus funestes pour l'homme qu'elles sont plus proches du sol. C'est pourquoi le fantassin ne doit jamais être autorisé pendant les longues haltes à se coucher par terre. Le maréchal Bugeaud avait raison lorsque, par son ordre du jour du 17 juillet 1846, il prescrivait aux officiers de ne point laisser coucher leurs hommes, mais de leur permettre simplement de se débarrasser de leurs sacs.

A l'appui de cette manière de voir, commune, du reste, à tous les hygiénistes, ne voit-on pas dans tous les pays chauds, les Européens s'interdire, pendant les heures de chaleur, toute course à pied et recourir à l'usage des voitures, attendu que dans ces pays, tels que dans les régions équatoriales, la couche surchauffée de l'atmosphère au niveau du sol atteint facilement $1^m,50$ de hauteur?

Traitement. — Dans l'insolation, d'abondantes affusions froides sur la tête et sur les membres, et le transport du blessé à l'ombre, suffiront dans la plupart des cas. On ne négligera pas de placer le malade dans un lieu aussi frais que possible, et de lui enlever ses vêtements.

Dans le cas de coup de chaleur, les affusions froides seront encore données avec plus d'abondance. Et un point capital qu'il ne faut pas oublier, c'est de favoriser la circulation de tous les membres par des frictions rudes et énergiques. Dans ces conditions, on a conseillé les frictions faites avec de la glace pilée. On ne négligera pas d'administrer à l'intérieur du café chaud, mais sans alcool, et de pratiquer la respiration artificielle (comme nous l'indiquerons plus loin) si le malade est menacé d'asphyxie.

La conclusion de cet article est que les marches militaires doivent s'effectuer la nuit plutôt que le jour, à moins qu'on ne soit en pays humide et marécageux. Dans ce dernier cas, les miasmes que la chaleur a répandus dans l'atmosphère pendant le jour, se rapprochent et se condensent vers la terre à mesure que celle-ci se refroidit par le rayonnement. On comprend les inconvénients de la marche au milieu de cette atmosphère.

CHAPITRE XII.

DE LA SYNCOPE.

La syncope est la perte complète et ordinairement subite du sentiment et du mouvement avec diminution considérable et quelquefois suspension complète des battements du cœur et des mouvements respiratoires.

La lypothimie et la défaillance offrent des phénomènes semblables, mais à un degré moindre.

La lypothimie consiste dans la suppression presque complète du sentiment et du mouvement, mais la circulation et la respiration continuent encore ; tandis que ces fonctions se trouvent suspendues dans la syncope.

La défaillance est le degré le plus faible de la lypothimie. Celui qui l'éprouve devient pâle, son pouls s'affaiblit, il sent qu'il va perdre connaissance.

Dans ces divers degrés que l'on appelle communément la syncope, le malade éprouve aussi des vertiges, des bâillements, des tintements d'oreilles, parfois des nausées. Tout d'un coup ses lèvres pâlissent, ses extrémités se refroidissent, une sueur froide apparait sur son front.

Causes. — Ces accidents se produisent chez le soldat au moment d'une blessure ou d'une chute de cheval, à la suite d'une hémorragie abondante ou d'une émotion vive chez un homme à tempérament très impressionnable, etc.

Traitement. — Comme traitement on se contentera de placer le patient dans un endroit ni trop chaud ni trop froid où on puisse laisser pénétrer un air frais. On le mettra dans une situation horizontale. On le débarrassera de tous les effets qui pourraient exercer de la constriction autour du cou et du thorax, tels que cravate, tunique, courroies d'équipement, ceinturon, etc. On lui projettera sur la face et sur la poitrine, et avec violence, de l'eau très froide. Si l'on possède du vinaigre, de l'ammoniaque, de l'éther, on en fera respirer au patient. Enfin, on établira la respiration artificielle (comme nous l'indiquerons plus loin) si la syncope persistait.

CHAPITRE XIII.

DE L'ASPHYXIE.

On peut définir l'asphyxie : une mort apparente provenant de la suspension des fonctions de l'hématose pulmonaire.

Il y a plusieurs espèces d'asphyxie, selon le mécanisme par lequel elle se produit.

Nous ne nous occuperons ici :

1° Que de l'asphyxie déterminée par des obstacles mécaniques à la respiration, en dehors des voies respiratoires, tels que compression de la paroi thoracique à l'extérieur.

2° L'asphyxie causée par des obstacles mécaniques à la respiration, lesquels obstruent les voies respiratoires à l'intérieur, tels que la strangulation, les corps étrangers dans les voies aériennes;

3° L'asphyxie par privation d'air, tels que dans la submersion ou un lieu raréfié d'air;

4° L'asphyxie par arrêt de la circulation pulmonaire, comme on le voit dans la congélation et le choléra asphyxique;

5° L'asphyxie par suppression de l'influx nerveux que l'on peut constater dans la sidération par la foudre;

6° L'asphyxie occasionnée par la respiration de gaz délétères, incompatibles avec l'hématose pulmonaire.

Le passage du sang au travers du poumon, pendant que s'opère l'asphyxie, n'est point interrompu. Le cœur continue de se contracter et il lance le sang rouge non artérialisé dans toutes les divisions de l'artère principale (l'aorte): mais l'action de ce sang noir dans les organes ne peut entretenir leur activité.

Symptômes. — Les phénomènes généraux que présentent les asphyxiés peuvent se résumer en une gêne plus ou moins grande de la respiration; de là des efforts volontaires pour opérer la dilatation de la poitrine. Bientôt survient un besoin impérieux de respirer, qu'annonce un état d'angoisse difficile à supporter; puis enfin les facultés intellectuelles tendent à s'affaiblir progressivement; l'asphyxié ressent un malaise général, des vertiges, une diminution dans la force des sens et dans celle de la locomotion, et, bientôt après, une perte de connaissance complète.

A ce moment, la respiration et la circulation continuent encore, mais la première ne consiste plus qu'en des mouvements peu sensibles de dilatation et de resserrement de la poitrine, et la seconde dans des battements de cœur que la main perçoit avec peine. Survient ensuite l'immobilité générale la plus absolue, accompagnée de la cessation de tout phénomène respiratoire. C'est alors que commencent à paraître les effets résultant d'un commencement de plénitude du système capillaire; la face se colore en un rouge violet, les mains et les pieds prennent une teinte analogue; il est quelques parties du corps où apparaissent bientôt de larges plaques rosées ou violacées qui s'étendent quelquefois à toute la longueur d'un membre; enfin la circulation s'arrête entièrement et l'asphyxie est complète. La chaleur du corps et l'absence de la rigidité cadavérique sont les seuls phénomènes qui distinguent cet état de la mort caractérisée.

Pronostic. — Il y a des asphyxies inévitablement mortelles, telles que celles qui sont provoquées par une cause mécanique (un corps solide engagé dans les voies respiratoires).

Les asphyxies compliquées d'empoisonnement par un gaz délétère sont très graves, parce que le rétablissement des phénomènes respiratoires ne suffit pas toujours pour neutraliser le poison qui a été introduit dans l'économie (asphyxie par l'acide carbonique, l'acide sulfureux, le chlore, l'ammoniaque, l'acide nitreux, l'oxyde de carbone, l'hydrogène sulfuré, etc.). L'espèce la plus simple d'asphyxie est celle où l'on peut complètement faire disparaître la cause : le sang n'a besoin alors que d'être artérialisé de nouveau.

Dans cette asphyxie, les chances de rétablissement de la respiration dépendent beaucoup du temps pendant lequel elle a été interrompue. Il est très difficile de décider quelle est l'époque où tout espoir de guérison est perdu, où la mort réelle a succédé à la mort apparente. Toutefois il ne faut point désespérer tant qu'on a lieu de supposer que ni les liquides ni les solides du corps de l'asphyxié ne sont pas assez profondément altérés, les premiers dans leur composition, les derniers dans leur texture, pour que l'organisme chez lui ne puisse entrer de nouveau en mouvement, si l'on change la condition de quelques-uns des rouages de la machine animale à l'aide de la respiration artificielle ou de l'insufflation des poumons.

Traitement. — Le traitement général de l'asphyxie offre deux indications principales à remplir :

1° Soustraire l'individu à la cause qui a déterminé l'asphyxie ;

2° Rétablir la respiration et la circulation.

Dans le premier cas, on doit éloigner l'obstacle à la respiration. Si un corps étranger a été introduit dans les voies aériennes, on doit faire l'extraction de ce corps arrêté dans l'œsophage ou le pousser dans l'estomac.

Nous ne parlerons pas ici des épanchements qui se font dans les plèvres et qui menacent d'interrompre les fonctions des poumons : c'est là une opération qui ne relève que de l'homme de l'art (opération de la thoracentèse).

Dans la strangulation, on se hâtera d'enlever le lien constricteur qui comprime la gorge. On placera dans un air pur les individus qui ont été asphyxiés et empoisonnés par les gaz délétères.

Pour remplir la seconde indication, on a conseillé la respiration artificielle pratiquée au moyen de pressions exercées sur la poitrine et l'abdomen, de manière à simuler les resserrements et l'ampliation des côtes qui ont lieu dans l'acte respiratoire. Ce moyen est d'une grande efficacité dans toutes les asphyxies et ne doit jamais être négligé. Elle se fait en deux temps dans les conditions que nous allons énumérer.

Pour débarrasser l'estomac et les voies aériennes de l'eau qu'elles contiennent, (s'il y a eu submersion seulement), il faut enlever immédiatement les vêtements du malade, lui placer la face du côté du sol de façon que le creux de l'estomac soit sur un plan plus élevé que la bouche, et on y arrive seulement en plaçant au-dessous de l'estomac une bande large et résistante, puis on presse à deux ou trois reprises différentes, et pendant une ou deux secondes, de tout son poids sur le dos du malade, de façon à faire refouler vers la bouche les liquides contenus dans l'estomac.

Cette précaution ne doit s'appliquer qu'aux cas d'asphyxie par submersion. Après ces diverses précautions, on doit mettre l'asphyxié sur le côté droit, la tête légèrement penchée, les mâchoires écartées. On essuie complètement le patient, on l'enveloppe dans des couvertures de laine, on aspire l'écume à l'aide d'une seringue posée dans la narine, et pendant qu'on pratiquera la respiration artificielle que nous allons décrire, on promènera des fers chauds le long de la colonne vertébrale, sur le bas-ventre, sur le creux de l'estomac, etc. On frictionnera les cuisses et les extrémités inférieures avec des frottoirs en laine, puis la plante des pieds et la paume des mains avec une brosse. On réchauffera peu à peu le noyé par ces frictions sèches et par des applications d'eau chaude.

Les frictions ont été recommandées par tous les médecins et conviennent dans toutes les asphyxies. Plusieurs personnes peuvent les mettre en pratique à la fois. Des morceaux de laine chaude, de flanelle ou de linge ou même la paume des mains suffisent pour les pratiquer.

L'ammoniaque, l'éther, l'acide sulfureux obtenu en faisant brûler des allumettes soufrées sous le nez de l'asphyxié et d'autres excitants peuvent être portés soit sur la peau, soit sur la muqueuse buccale et nasale. On peut chatouiller la luette ou les fosse nasales avec les barbes d'une plume. On provoquera au besoin les vomissements. On évitera de lui donner à boire tant qu'il n'a pas repris ses sens. On commence par une cuillerée d'eau-de-vie ou d'eau de mélisse spiritueuse étendue de moitié d'eau. Si le ventre est tendu, on donnera un lavement salé. Aucune boisson ne sera administrée avant que l'on soit certain que le malade peut exécuter les mouvements de déglutition. Si l'on se pressait trop, le liquide pourrait pénétrer dans les voies respiratoires

La respiration artificielle par la méthode dite de *Sylvestre*, consiste à placer le malade sur une surface plane et sur le dos, une fois qu'on l'a débarrassé de tous ses vêtements, de telle façon que les épaules et la tête soient soulevées par ses vêtements ou par d'autres habits repliés en coussin large. On ramènera la langue hors de la bouche, et on la fixera au menton au moyen d'un ruban qu'on noue autour de la machoire inférieure, ou bien on la fait tenir par un aide, au moyen d'un mouchoir. Alors l'opérateur s'agenouille près de la tête du malade, saisit les bras au coude (fig. 17) et les promène d'abord en bas, puis les ramène en haut, jusqu'à ce que les mains atteignent les côtés de la tête (fig. 18), de telle sorte que la main gauche, par exemple, touche le côté droit de la tête et réciproquement. On les main-

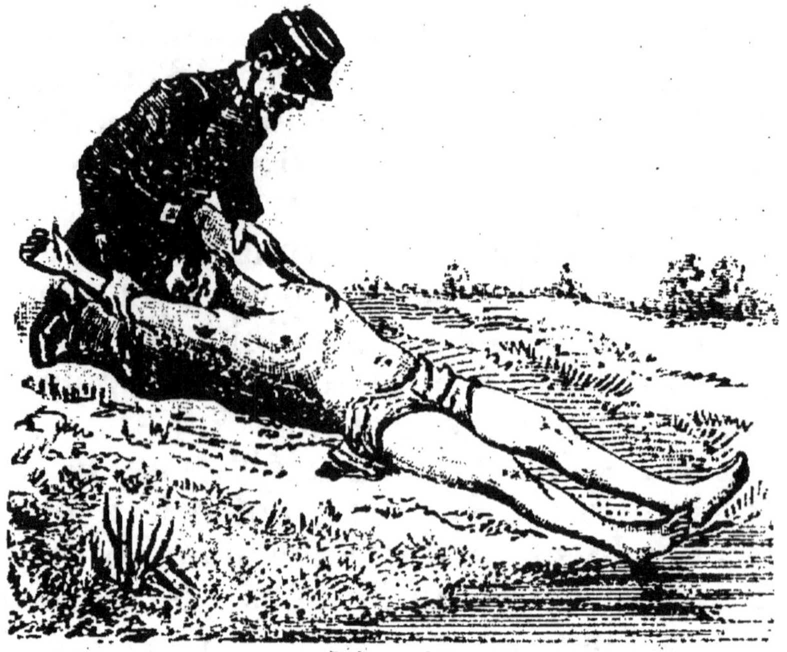

Fig. 17.

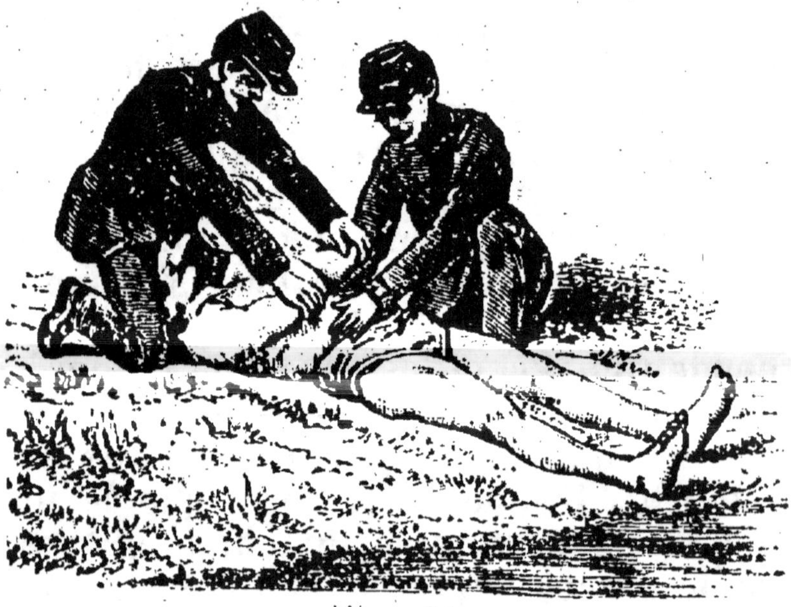

Fig. 18.

tient dans cette position pendant deux secondes, puis on les promène lentement en arrière sur les côtés du thorax, contre lequel on les presse doucement pendant deux secondes. On répète ces mouvements quinze fois par minute jusqu'à ce qu'on juge qu'il est inutile de les continuer plus longtemps.

Ces manipulations sont destinées à imiter la respiration normale et on doit les continuer pendant deux ou trois heures, à moins que la respiration normale ne s'accomplisse plus tôt.

L'opérateur ne doit pas cesser ces manœuvres dès qu'il apparaît un premier mouvement respiratoire spontané ; mais il doit les continuer de façon à les faire coïncider avec les mouvements spontanés de respiration et d'expiration.

Le noyé ayant recouvré la vie, il faut le mettre dans un lit bassiné et l'y laisser reposer une heure ou deux. S'il s'endort d'un bon sommeil, il ne faut pas l'inquiéter. Si, au contraire, la face, de pâle qu'elle était, devient fortement rouge, et qu'après l'avoir réveillé, il tombe dans la somnolence, on lui appliquera des sinapismes entre les épaules, à la face interne des cuisses et aux mollets. On pourra lui mettre, au besoin, sept à huit sangsues derrière chaque oreille.

Quand la respiration est redevenue normale, il faut veiller soigneusement sur le malade, afin de pouvoir prévenir une nouvelle syncope, ou de pouvoir y remédier promptement.

Pour éviter les accidents inhérents aux baignades, il est nécessaire que trois heures se soient écoulées entre la fin du repas et le bain, sinon la digestion n'étant pas complétement faite pourra donner lieu à des syncopes, à des congestions cérébrales, etc.

On évitera, chez les hommes allant à la baignade, une marche trop précipitée, afin qu'ils ne soient point en transpiration au moment de se mettre dans l'eau. Si, dans le bain, un homme prenait la peau rouge écarlate, il serait prudent de le faire sortir, car, cet homme n'est pas loin d'une syncope. Quelques cordiaux : rhum, cognac, seront donnés avec succès en pareille circonstance.

La durée des bains froids ne devra pas dépasser vingt à vingt-cinq minutes. Il est indispensable de faire, après chaque bain, une course rapide, afin de provoquer la réaction. Les seules contre-indications au bain froid sont les affections des voies respiratoires, les maux de tête, les rhumatismes, la fièvre intermittente et les catharres intestinaux.

Dans tous les autres genres d'asphyxie, soit par les gaz délétères, soit par la strangulation, soit par la foudre, soit par la compression de la poitrine, on s'inspirera des conseils généraux donnés plus haut au chapitre *Asphyxie*.

Ce sont surtout les soldats du génie qui sont les plus exposés aux accidents de l'asphyxie en travaillant dans les galeries souterraines.

« On recommandera aux mineurs de quitter le travail dès qu'ils sentiront les premiers symptômes de malaise.

» Si une asphyxie est produite dans une galerie, on ne doit pas laisser un homme s'y engager seul pour porter secours, mais on y enverra deux ou trois travailleurs, munis de masques ou d'appareils, marchant à quelques pas les uns des autres, et on les fait suivre par d'autres, échelonnés à dix pas environ.

» Ces hommes sont munis de sifflets pour communiquer entre eux. Arrivés auprès de l'asphyxié, et avant d'emporter leur camarade, les travailleurs en tête disposent les ventilles les plus voisines des gaines d'aérages, de manière à faire affluer l'air pur envoyé par les ventilateurs.

» Pour rendre les sauvetages plus faciles encore, on doit toujours faire mettre aux hommes qui sont en tête d'un travail présentant quelque danger, une ceinture de gymnastique, à l'anneau de laquelle est attaché un bout de corde. » (Extrait de l'École des mines.)

Il est, dans le cadre nosologique des asphyxies, un accident qui mérite toute notre attention et exige une description détaillée de ses symptômes locaux et généraux et de son traitement en raison de sa fréquence : nous voulons parler de la congélation.

CHAPITRE XIV.

DE LA CONGÉLATION.

On comprend, sous cette dénomination, tous les phénomènes morbides directement déterminés par l'application du froid aux surfaces vivantes, de même qu'on donne le nom de brûlures aux altérations occasionnées par l'excès du calorique, bien que, dans les premiers degrés de ces affections, les tissus ne soient réellement ni solidifiés, ni désorganisés par le froid ou la chaleur.

Les corps réfrigérants appliqués aux tissus vivants ont pour effet constant de leur soustraire une certaine quantité de calorique; mais, la sensation qu'ils déterminent varie suivant le degré de sensibilité individuelle. Cette sensibilité est d'abord relative à la texture : chacun sait que certaines parties du corps sont plus sensibles au froid que les autres, ce qui rentre, en partie, dans les conditions suivantes; puis à l'habitude. C'est ainsi qu'un Lapon et un Africain, transportés dans nos climats, éprouveront, l'un une sensation de froid, l'autre une sensation de chaleur proportionnée à la température de l'atmosphère dans laquelle ils avaient coutume de vivre; c'est ainsi que l'eau à dix degrés au-dessus de zéro nous paraîtra froide en été et tiède en hiver, en raison de la température ambiante.

C'est ainsi que, dans la désastreuse retraite de Moscou, les régiments qui avaient fait toute la campagne résistèrent mieux au froid que les troupes récemment arrivées, lesquelles se trouvèrent anéanties en quelques jours.

Une autre condition réside dans l'organisation ou la force de réaction propre à l'individu. L'homme fortement constitué supportera sans malaise un abaissement de température qui, chez un autre, déterminera des impressions douloureuses; les individus faibles, amaigris, épuisés par les fatigues, les privations, les maladies, sont très sensibles au froid et y succombent avec facilité. L'activité physique et morale est également une condition favorable, par opposition à l'apathie, qui livre l'homme sans résistance aux agressions des agents extérieurs. Enfin, s'il est vrai que l'espèce humaine soit naturellement cosmopolite, il faut ajouter qu'elle le doit moins à son organisation qu'à son industrie qui lui fournit les moyens de se soustraire aux rigueurs de la température.

Nos soldats eussent probablement achevé la conquête de la Russie, si l'incendie de Moscou ne les eût privés des abris nécessaires, et les Russes eux-mêmes, bien qu'habitués à leur climat, ne négligent aucun des moyens propres à tempérer les effets du froid.

Ces préliminaires posés, étudions les effets locaux et généraux d'un froid extrême appliqué aux organes. De même que les corps inertes se congèlent à des températures variables, de même l'impression du froid qu'ils déterminent varie suivant leur nature. Cette impression est généralement en rapport avec leur faculté conductrice du calorique; c'est ainsi que les minéraux, et surtout les métaux, déterminent, à température égale, une impression plus vive que les tissus végétaux, les liquides et les gaz. Rappelons aussi que l'atmosphère en mouvement cause une plus vive sensation de froid que l'atmosphère immobile, à cause du renouvellement perpétuel des couches réfrigérantes. L'application des corps très froids détermine une sensation analogue à celle de la brûlure; ils peuvent même désorganiser les tissus à l'égal du calorique.

Ce que nous avons dit de l'influence de la réaction vitale explique pourquoi les parties saillantes, excentriques du corps se congèlent avec le plus de facilité. Ce sont, en effet, les appendices, tels que les orteils, les doigts, le nez, les oreilles, qui sont les premiers paralysés par le froid, tant parce que ces parties sont les plus éloignées du foyer de la chaleur animale, que parce qu'elles se trouvent aussi en contact plus immédiat avec les corps réfrigérants.

L'humidité communique au froid une activité plus pénétrante. Pendant la durée des froids secs et continus, il arrive, en effet, moins d'accidents de congélation.

Symptômes. — L'action du froid détermine d'abord la pâleur, la rigidité. l'amincissement des parties, phénomènes qui s'expliquent par le refoulement du sang des surfaces vers le centre; arrivent le frisson et une sensation douloureuse de picotement dus à l'agacement des nerfs ; puis la partie se tuméfie, devient rouge ou bleue, par la stase du sang dans les capillaires, les fourmillements se changent en élancements douloureux ; la partie est froide et molle au toucher, ce qui prouve qu'il n'y a pas réellement congélation. La stupeur suit bientôt ; l'individu ne sent plus les parties frappées d'engourdissement et dont les mouvements ne s'exécutent plus sous l'empire de la volonté. C'est ce que tout le monde éprouve lorsqu'on a ce qu'on appelle l'*onglée*. Cet ensemble de phénomènes constitue le premier degré de la congélation, auquel appartient l'histoire des engelures.

Au second degré de la congélation, la vie est totalement suspendue : les surfaces, comme frappées de mort, sont d'un blanc sale, marbrées de taches livides, sèches, dures et semblables à la corne. Ces effets résultent moins fréquemment de la prolongation du froid et de l'exagération des phénomènes du premier degré que de l'action subite d'un froid très intense, de vingt à trente degrés, par exemple. Dans ce cas, à peine si la douleur avertit du danger.

On rapporte que, dans la retraite de Moscou, nos malheureux compatriotes, afin de prévenir les effets de cette congélation subite, convenaient de se surveiller et de s'avertir mutuellement, lorsque l'aspect du nez ou des oreilles annonçait l'imminence des accidents.

On sait que le froid a la propriété de conserver les tissus. Aussi les parties congelées peuvent-elles rester longtemps dans cet état sans que la désorganisation ait lieu et que la vie s'y trouve irrévocablement abolie. En effet, on a pu les ranimer même après plusieurs jours de congélation. La gangrène et les autres désordres consécutifs sont, le plus souvent, la conséquence des moyens peu rationnels qu'on a mis en usage. Ainsi, lorsqu'on a l'imprudence d'appliquer brusquement le calorique aux surfaces congelées, la raréfaction subite des liquides entraine la désorganisation, de même que les fruits gelés se gâtent par suite de rupture des cellules de leur parenchyme, lorsqu'on les fait dégeler près du feu.

Le froid ne détermine pas toujours directement la gangrène, mais se borne à y prédisposer.

L'apparition de la gangrène suit d'ordinaire l'exposition du gelé à une température élevée. D'après Larrey, les soldats français, avant la bataille d'Eylau, n'eurent pas à subir de grands froids aussi longtemps que la température se maintiat au degré auquel ils avaient été exposés pendant le service de nuit. Deux jours après la bataille seulement, ils sentirent les premières atteintes du froid et se plaignirent de douleurs vives dans les pieds, accompagnées d'engourdissement, de pesanteur et de fourmillement dans les extrémités.

Ce jour-là, le thermomètre s'éleva de — 20 degrés à + 6 degrés ; le matin, il y avait eu du grésil en abondance, précurseur du dégel qui commença dans la journée et dura plusieurs jours. Les extrémités des malades étaient à peine enflées, d'une couleur rouge sombre. Dans quelques cas, on vit à la racine des orteils et sur le dos du pied une légère rougeur, tandis que, chez quelques autres malades, les orteils n'avaient plus ni mouvement, ni sensibilité, ni chaleur : ils étaient comme desséchés.

Le froid qui accompagne le dégel est plus difficile à supporter, vu l'évaporation qui l'accompagne, que celui qui est ressenti pendant la période de gel. Il est certain que l'on peut endurer un degré bien plus considérable de froid sec que de froid humide.

Si cependant la congélation n'existe qu'au premier degré, à l'affaissement et à l'insensibilité totale, l'intervention de la chaleur fera succéder le gonflement, le prurit et des douleurs quelquefois intolérables. Cet état transitoire peut se dissiper sans laisser de traces; mais, si l'irritation est plus intense, une sérosité transparente vient soulever l'épiderme, comme dans le second degré de la brûlure, si bien que, dans l'ignorance de la cause, il serait très facile de s'y méprendre. Si la désorganisation a lieu, la sérosité brunâtre recouvre de véritables escharres gangreneuses, d'étendue et d'épaisseur variables, qui peuvent apparaître sans formation de vésicules, et dont la chute donne lieu à des ulcérations souvent difficiles à guérir. Les effets de la congélation sont d'autant plus à redouter que le sujet est plus faible et moins apte à réagir contre eux.

Lorsque le froid agit sur l'ensemble de l'économie, au lieu d'affecter une partie circonscrite, il peut, s'il est modéré ou passager, déterminer chez les sujets vigoureux une réaction, d'où résulte un surcroît d'énergie. Mais si la cause oppressive est la plus forte, le sujet s'engourdit par degrés, ses forces l'abandonnent, il éprouve un irrésistible besoin de repos et de sommeil.

Il faut lire, dans les voyages de Cook, ces effets retracés par le docteur Solander, qui, dans une excursion sur des montagnes, eut mille peines à vaincre ce fatal entrainement chez un de ses compagnons. La torpeur résulte de l'effet combiné du refoulement du sang vers le cerveau, et de l'action stupéfiante du froid sur le système nerveux.

L'apoplexie et l'asphyxie sont, en effet, les deux genres de mort auxquels succombent alors les individus. Dans le premier cas, le visage devient livide, l'homme balbutie, chancelle, tombe et meurt en proie à des mouvements convulsifs et en rendant du sang par le nez et la bouche. Cette terminaison est la plus rare et s'observe plus particulièrement chez les individus robustes; mais, le plus souvent, et chez les sujets faibles, l'anéantissement est progressif, l'individu s'engourdit graduellement et finit par tomber asphyxié. Ces deux genres de mort n'ont été que trop souvent constatés dans la campagne de Russie.

Traitement. — Que la congélation soit locale ou générale, les moyens à employer ne diffèrent que par l'étendue de leur application.

Le problème curatif consiste à ranimer par degrés insensibles la chaleur éteinte dans les parties. Dans les cas les moins graves, l'exercice et les frictions sèches

suffisent pour ranimer les membres engourdis. Au delà, commence l'emploi des
moyens méthodiques : on fera d'abord sur
la partie ou sur toute la surface du corps
des frictions avec de la neige ou de la
glace pilée jusqu'au retour, non de la chaleur, mais de la sensibilité. On passe ensuite aux lotions avec de l'eau très froide,
puis, successivement échauffée jusqu'à
dix ou quinze degrés. Lorsque la pâleur
et les taches violacées ont disparu des
surfaces, redevenues souples et rosées, on
frictionne avec une flanelle sèche. Enfin,
on place le malade dans un lit chauffé ;
on le couvre convenablement, et on lui
fait prendre des boissons tièdes et aroma-
tiques, ou légèrement stimulantes. Si le
malade est plongé dans un état apoplecti-
que, il faut, en même temps qu'on emploie
les moyens précédents, mettre des sinapismes; s'il est asphyxié, on cherche à
rétablir la respiration par les moyens in-
diqués dans le chapitre de la respiration
artificielle.

Cela fait, reste à prévenir et à combattre les accidents consécutifs, mais les
effets immédiats de la congélation ont
cessé et la conduite à suivre appartient
à l'histoire de ces accidents.

Nous ne terminerons pas sans dire un mot
des moyens préservatifs de la congélation.

Il serait banal d'insister sur les conditions de logement, de calorification, sur la qualité des vêtements et la prééminence des tissus animaux comparés aux tissus végétaux, etc. Mais il n'est pas inutile de rappeler les propriétés conservatrices de la chaleur que possèdent certaines substances : c'est ainsi que les Lapons et les Samoïèdes s'enduisent la peau de substances grasses dont l'indication leur semble avoir été donnée par la nature. On observe, en effet, qu'à l'entrée de l'hiver, certains animaux présentent un embonpoint qui, sans doute, comporte un but final dans les vues de la Providence : tels sont les animaux hibernants. Nous croyons aussi que les individus matelassés pour ainsi dire de tissus cellulaires graisseux, sont peu sensibles au froid. Peut-être eût-on prévenu quelques malheurs, si, dans cette déplorable retraite de Moscou, sur laquelle nous revenons toujours avec un profond sentiment de tristesse, on eût eu recours à des expédients de cette nature.

Les substances résineuses jouissent de propriétés isolantes analogues à celles des corps gras et l'on observe que les végétaux, qui, eux aussi, ressentent les effets pernicieux du froid extrême, sont, dans le Nord, abondamment pourvus de ces sucs résineux. Si ce moyen ne peut être immédiatement appliqué à la peau, on peut, du moins, en faire usage dans la confection de certains vêtements destinés à servir de pardessus.

Mais il est une mesure de prudence sur laquelle nous ne saurions trop revenir : c'est de rendre graduellement aux parties gelées la circulation, la sensibilité et la chaleur.

Malheur à l'homme engourdi par le froid, a écrit Larrey, s'il entre subitement dans une chambre trop chaude, ou s'approche trop près d'un grand feu de bivouac. Les extrémités engourdies sont frappées de gangrène qui s'étend avec une telle rapidité qu'on la voit s'avancer; ou bien le malade est suffoqué par une congestion cérébrale et meurt asphyxié. « Tel fut, nous raconte-t-il, le genre de mort du pharmacien en chef de la garde... : affaibli par le froid et les privations, il vint se réfugier dans une chambre très chaude de la pharmacie de l'hôpital. Quelques heures s'étaient à peine passées dans cette chaude atmosphère, quand ses extrémités, qu'il ne sentait plus, devinrent enflées et tuméfiées. Peu d'instants après, il expirait dans les bras de son fils sans même pouvoir prononcer un seul mot. »

Les extrémités qui ont été gelées une

fois sont très exposées à l'être de nouveau; on prendra donc de grandes précautions après la guérison. Le meilleur moyen de protection est la flanelle, en tenant l'extrémité bien au sec.

En même temps, on prescrira en abondance une nourriture capable de produire du calorique. Devra-t-on donner de l'alcool pour augmenter la force de résistance au froid? L'expérience de chaque jour démontre le contraire. Sir Garnet Wolseley, pendant son expédition au Nord-Est, dans le rigoureux hiver de 1870, défendit à ses hommes l'usage des boissons alcooliques et, grâce à cette mesure, il n'y eut pas un seul cas de gelure pendant leurs marches longues et pénibles. Et, en effet, l'alcool, pris en grande quantité en hiver, tend à diminuer la chaleur du corps et rend ainsi l'homme plus sensible au froid.

Le carbone de l'alcool est bien inférieur à celui du lard de bonne qualité pour produire le calorique nécessaire à l'économie et pour augmenter ainsi la force de résistance au froid. (FORGET.)

CHAPITRE XV.

DES ENGELURES.

Nous avons dit, dans le chapitre précédent, que le premier degré de la congélation constituait les engelures. Nous voulons consacrer, en raison de sa fréquence, un chapitre particulier à cette affection qui présente, dans la majorité des cas, plus d'incommodité que de gravité.

L'engelure est une inflammation superficielle produite par l'action du froid, dont les mains et les pieds sont principalement le siège, mais que l'on observe quelquefois sur le nez, les oreilles et les joues.

Causes. — Les jeunes gens d'une constitution lymphatique en sont principalement affectés, surtout ceux dont la vitalité a peu d'énergie ou qui ne sont point accoutumés aux variations atmosphériques. C'est moins le froid que les alternatives de chaud et de froid qui produisent cette inflammation.

Symptômes. — La peau pâlit, puis rougit successivement et à plusieurs reprises; enfin, elle finit par conserver une teinte

rosée. Bientôt, une démangeaison constante et désagréable s'y localise. La partie
se tuméfie, devient chaude et cuisante
comme dans la brûlure. Souvent cet état
persiste sans s'aggraver. Il n'en est pas
moins très incommode, car il entretient
un mouvement fébrile, une agitation con-
tinuelle et l'insomnie. Mais quelquefois
cette situation s'aggrave : la tuméfaction
augmente, la peau prend une couleur violacée et se couvre de phlyctènes qui donnent issue à un liquide ichoreux. De là,
des ulcérations plus ou moins profondes.
Cet état devient alors du domaine de la
chirurgie.

Chez certaines personnes, l'engelure
est indolente ; chez d'autres, elle cause
des douleurs très vives. Quoi qu'il en soit,
cette affection est toujours très gênante,
surtout parce qu'elle a beaucoup de tendance à récidiver. Si on en a été affecté
un hiver, il est rare qu'on ne le soit pas les
années suivantes.

Il est donc urgent de chercher à la prévenir autant que possible, et pour cela,
on évitera toutes les transitions brusques
du froid au chaud. Par conséquent, on
s'abstiendra d'aller se réchauffer les mains
près du feu, lorsqu'on rentre au logis,
aux approches de l'hiver. Si on est exposé
aux engelures ou que l'on en soit annuelle-

ment affecté, on retirera quelques bénéfices de la pratique suivante : on se baignera plusieurs fois par jour les mains et les pieds dans une décoction d'écorces de chêne et de grenade à laquelle on ajoutera deux grandes cuillerées d'alun ou d'extrait de saturne. Ce bain devra être plutôt froid que chaud pour les mains, mais tiède pour les pieds, afin d'éviter le refroidissement de ces extrémités.

Traitement. — Si l'engelure n'a pu être prévenue, que doit-on faire pour la guérir?

On recommande divers traitements parmi lesquels on en trouve qui augmentent le mal tout en jouissant d'un immense crédit populaire. Telle est l'exposition de la partie malade à une chaleur forte et soutenue, aussi longtemps qu'on peut endurer la douleur violente que cette exposition suscite. Par ce moyen, l'inflammation s'accroît, bien que la douleur cesse quelquefois, parce que la peau se détruit par une sorte de gangrène humide. On recommande également de frotter les parties malades avec de la neige, et de les recouvrir ensuite chaudement, même avec du taffetas gommé. La réfrigération est rationnelle, comme dans la brûlure où ce traitement est si puissant, mais pour qu'elle ait cette efficacité, il faut la continuer, autrement elle est suivie d'une forte réaction de chaleur qui augmente le mal. L'application du froid est très utile, mais à la condition qu'on saura la diriger, sinon elle a de graves inconvénients. Il est toujours nuisible d'envelopper chaudement des parties qui ont été refroidies. Il faut, au contraire, que la chaleur ne revienne que par degrés et soit modérée. C'est également à tort que l'on a recours aux lotions avec de l'eau-de-vie, de l'eau de Cologne, du vinaigre, voire même de l'urine, toutes substances qui ne font qu'irriter le mal.

On devra se contenter de combattre les engelures par des topiques plutôt adoucissants qu'excitants. Si les parties enflammées sont profondément ulcérées, on appliquera des cataplasmes émollients et froids sur le foyer du mal, surtout quand il y a beaucoup de rougeur, de douleur et de tuméfaction.

Avec un tel traitement, on verra les accidents s'amender progressivement. S'il n'y a pas d'ulcération mais que l'inflammation soit très vive, le même traitement est encore indiqué, soit comme moyen curatif, soit comme moyen préventif d'une aggravation ultérieure.

Dans les cas ordinaires, des cataplasmes de farine de lin froids arrosés d'eau de Goulard suffisent la plupart du temps pour guérir les engelures ou du moins amender leurs accidents; mais il faut les continuer avec opiniâtreté et éviter l'action de l'eau froide, ce qui n'est pas toujours possible pour beaucoup de personnes.

Pour préparer les cataplasmes, on fera bien d'user de l'eau de goudron ou de l'eau créosotée.

CHAPITRE XVI.

DE L'HYGIÈNE DU SOLDAT EN CAMPAGNE.

Les heures favorables aux marches ou aux promenades militaires varient suivant les saisons et suivant la température ambiante. En toute circonstance, on tâchera que le soldat arrive au gîte avec l'ardeur du soleil. S'il doit marcher toute la journée, on ordonnera des haltes fréquentes, mais surtout deux grandes. En hiver, on choisira un endroit découvert, exposé au soleil et à l'abri du vent; en été, on recherchera de préférence des emplacements voisins des bois, des ruisseaux; on interdira à tout homme de se déshabiller à son arrivée ou de se coucher sur la terre et surtout à l'ombre. Pendant les gros froids d'hiver, on portera particulièrement son attention sur les retardataires qui paraissent engourdis, on les empêchera de se laisser gagner par le sommeil, et, arrivé à l'étape, on les obligera à se coucher et on ne leur permettra de s'approcher du feu qu'autant qu'ils auront préalablement recouvré leur chaleur naturelle.

Un fantassin peut aisément faire son kilomètre en douze minutes. La longueur des marches sera calculée sur la nécessité des circonstances. Avant de se mettre en route, les hommes devront toujours avoir pris du café et du pain ou bien de la soupe, en vertu de ce principe que l'organisme ne peut pas dépenser si on ne lui fournit pas les matériaux nécessaires.

Chaque homme devra remplir sa gourde d'un mélange de café et d'eau, afin de pouvoir étancher sa soif sans recourir à l'eau des fontaines ou des sources qui longent les routes.

Nous ne saurions mieux faire que de nous inspirer des sages préceptes de Morache, sur l'hygiène du soldat en campagne et de les transcrire ici :

« L'officier engagera les hommes à se graisser les pieds avec du suif ou avec tout autre corps gras. Cette opération rend les pieds moins impressionnables au froid et à l'humidité et rend moins faciles les blessures produites par la chaussure. Quelque répugnante que soit cette pratique, elle est au moins consacrée par l'expérience et doit être approuvée, à la condition d'exiger le lavage à l'eau et au savon, une fois arrivés à l'étape. On pourra conseiller également le tannage de la peau des pieds avec le savon et l'alcool, mais ce dernier procédé, tout en présentant autant d'avantages que le premier, sera rarement mis en usage par les soldats qui préféreront toujours réserver leur faible ration d'eau-de-vie pour l'usage interne.

» L'officier veillera à ce que les hommes en marche ne quittent point les rangs pour se précipiter sur les sources, les fontaines ou flaques d'eau saumâtre que l'on pourra rencontrer. Le cas échéant, il placera un factionnaire à ces prises d'eau, afin d'en interdire l'accès d'une façon absolue, ou de ne permettre que d'y remplir les gourdes. S'il y a lieu d'autoriser l'accès d'une source, il fera disposer par quelques hommes armés de pioches un petit bassin, pour que la prise d'eau devienne plus facile et plus rapide.

» Les diarrhées, les embarras gastriques, les dyssenteries même, les pneumonies, les pleurésies, reconnaissent souvent pour cause l'abus de l'eau prise en boisson pendant les routes. L'eau ne devra jamais être bue qu'avec précaution et réserve. Il est surtout nuisible d'en boire rapidement et en trop grande abondance, lorsqu'on a chaud ; on a vu plusieurs fois des morts subites suivre cette imprudence.

» Lorsque, pendant la marche ou les haltes, le soldat, pressé par la soif, rencontre de l'eau, il devra tâcher de se reposer un peu avant de boire, puis s'humecter avec soin la bouche et la gorge à plusieurs reprises, et se rafraîchir la figure et les mains. Il n'avalera qu'avec lenteur, à petites gorgées, en conservant l'eau un certain temps dans la bouche pour l'échauffer. De cette manière, il lui faudra moins de boisson pour le désaltérer, et l'estomac conservera son énergie, car l'eau, prise en grande quantité, affaiblit et fatigue les organes disgestifs, augmente la transpiration cutanée, énerve l'organisme entier.

» Afin de ne pas être exposé soit à la privation d'eau, soit à l'obligation d'user d'une eau stagnante et malsaine, le soldat ne devra jamais quitter l'étape sans renouveler sa provision en remplissant son bidon. »

Ajoutons, pour complément des principes ci-dessus énoncés, quelques instructions concernant la même matière, émises par le conseil de santé et qui ont une importance toute particulière :

« Pendant les marches en été, on éloigne le besoin de boire, en évitant de tenir la bouche ouverte et de chanter ou parler beaucoup, ce qui donne passage à l'air chaud, souvent chargé de poussière et qui dessèche la langue et la gorge.

» De toutes les eaux, celles de rivières coulant sur des fonds de sable ou de cailloux sont les meilleures, à raison de leur grande pureté et de leur aération, qui les rend plus légères, plus digestibles.

» Après les eaux de rivières, viennent celles des sources limpides et vives, qu'il faut puiser non à la source même où elles ne sont pas encore aérées, mais à une certaine distance, si la disposition des lieux le permet. Celle-ci devra être tamisée à travers un linge fin, un mouchoir, lorsqu'elle ne sera pas suffisamment claire.

» Les eaux de puits sont moins favorables; celles des mares ou des étangs sont ordinairement insalubres.

» Les eaux de mare contiennent souvent des petites sangsues difficiles à apercevoir. Pour éviter de les avaler, ce qui pourrait entraîner des hémorragies et par suite des accidents graves, la mort même, il ne faut jamais boire ces eaux en se couchant à plat ventre et en humant; mais il faut les puiser avec précaution, et avant de s'en servir, les passer à travers un linge serré. Cette opération aura le double avantage de débarrasser l'eau des sangsues et autres corps analogues qu'elle pourrait contenir, et d'y incorporer une certaine quantité d'air qui l'assainira.

» Si le soldat est obligé de faire usage de l'eau de marais impure, exhalant une odeur fade, nauséabonde, désagréable, et contenant en dissolution ou en suspension des matières animales ou végétales décomposées, il devra auparavant la faire bouillir, pour détruire les matières organiques, puis la filtrer. Pour cela, il fera avec un linge, ou mieux avec la couverture de campement, un entonnoir au fond duquel il placera du sable ou du charbon provenant des foyers du bivouac, et qui a la propriété d'absorber les gaz. L'eau, après avoir traversé ce filtre, aura perdu toute saveur et toute odeur putrides. Après le filtrage, l'eau sera agitée, battue à l'air, pour l'aérer, et exposée enfin à l'air libre pendant quelque temps.

» L'eau de glace fondue, quoique belle et pure, est difficile à digérer. On devra avoir le soin de la battre longtemps en plein air avant de la consommer, ou de la transvaser plusieurs fois, en la versant de haut.

» Le soldat devra éviter de boire l'eau pure ; il devra la mélanger avec le vin, le café ou l'eau-de-vie. L'eau mélangée au café, avec ou sans eau-de-vie, constitue la meilleure boisson du soldat pendant les routes. Mais ces mélanges sont d'autant plus agréables au goût et peut-être plus convenables pour l'estomac, qu'ils sont faits plus récemment; ils perdent presque toujours leur qualité par le temps, l'agitation et l'action même de la chaleur et de l'air. Le soldat devrait donc avoir deux bidons : un plus grand pour l'eau, l'autre plus petit pour la liqueur à mélanger. »

Nous n'oublierons pas dans cet important chapitre, les réflexions suivantes d'Émery Labrousse :

« L'eau additionnée d'une petite quantité d'eau-de-vie soutient le ton des organes et modère les sueurs trop abondantes. Mais l'eau-de-vie pure, surtout le matin à jeun, serait d'un usage pernicieux et disposerait aux maladies les plus funestes.

» Le matin d'un jour où l'on pourra prévoir un combat, il faudra éviter de boire de l'eau-de-vie et de trop manger; car une blessure ou une opération pourrait mal s'accommoder de l'ingestion de l'alcool et d'une nourriture trop copieuse. »

Puisque l'hygiène est cette partie de la médecine qui enseigne les moyens de conserver la vie des hommes dans l'état sain, il n'est pas besoin de démontrer qu'elle doit trouver de fréquentes et nombreuses occasions de s'exercer, soit dans les casernes, soit dans les camps. Du moment qu'un grand nombre d'hommes se trouvent rassemblés dans un même lieu, respirant le même air, partageant les mêmes occupations, vivant en commun, si l'on veut prévenir une foule de maladies plus ou moins graves qui menacent à tout instant de faire invasion au milieu d'eux, souvent même de les décimer, une surveillance hygiénique permanente est rigoureusement indispensable, surtout en temps de guerre, où les fatigues, les blessures, les privations, les excès de tous genres sont des causes incessantes de mortalité. Sans cette surveillance hygiénique, on verrait (l'histoire tant ancienne que moderne le prouve par plus d'un exemple) les plus belles armées prendre le chemin des hôpitaux avant d'avoir rencontré l'ennemi. Il importe donc que les chefs de corps d'armée ou les colonels de régiment tiennent la main à l'exécution des prescriptions les plus simples de l'hygiène, aussi strictement qu'à celles des règlements militaires. Jamais les chefs prévoyants et éclairés n'y ont manqué : l'humanité et l'instinct de leur propre gloire les y ont poussé naturellement.

L'hygiène militaire doit s'appliquer encore plus minutieusement aux armées navales, les soldats et les marins enfermés dans des vaisseaux étant exposés à diverses maladies qui deviennent rapidement générales, surtout si la traversée est longue ou contrariée par de gros temps. Un des mérites particuliers du célèbre Cook était l'art avec lequel il savait conserver ses équipages en bonne santé. Dans son second voyage, qui dura plus de trois ans, nous rapporte l'histoire, pendant lesquels il parcourut toutes les contrées du globe, du 32ᵉ degré de latitude septentrionale au 71ᵉ degré de latitude méridionale, il ne perdit qu'un seul homme sur 118 qu'il avait à bord. Son secret était bien simple : il ne faisait donner à ses hommes que des aliments salubres et nourrissants; il partageait le service de manière à les tenir le moins longtemps possible exposés aux mauvais temps, et prenait les précautions convenables pour que leurs corps, leurs hamacs, leurs lits, leurs vêtements, fussent toujours propres et secs.

Les bons résultats de ce régime et la facilité de le mettre en pratique attestent qu'il ne faut pas une science profonde pour exceller sur terre et sur mer dans l'hygiène militaire.

Nous croyons utile de consacrer un chapitre spécial à l'alimentation et à l'hygiène des malades.

CHAPITRE XVII.

DE L'ALIMENTATION ET DE L'HYGIÈNE DES MALADES.

ARTICLE Iᵉʳ.

De l'alimentation des malades.

L'introduction des aliments dans les voies digestives ayant pour but la formation d'une matière assimilable, on conçoit que les substances animales qui se rapprochent le plus de la nature de nos tissus devront jouir de cette propriété à un plus haut degré que les substances végétales qui s'en éloignent davantage. C'est ce qui a lieu en effet ; car à poids égaux, les matières animales nourrissent mieux que les végétales. Seulement, on peut dire que ces dernières sont moins stimulantes que les premières. Aussi, lorsqu'un malade se trouve dans les conditions de pouvoir prendre des aliments solides, son estomac est moins fatigué de l'usage d'une petite quantité de viande maigre, comme celle du mouton, par exemple, que d'une quantité de légumes qui renferme la même proportion de matière alimentaire. On doit remarquer qu'il ne suffit pas que les matériaux alimentaires soit assimilables ; il faut encore que le peu de cohésion de leur tissu, leur mollesse, les rendent plus facilement accessibles aux puissances digestives et aux sucs qui doivent les pénétrer pour les transformer en matières assimilables dans l'estomac et l'intestin, soit en chyme et en chyle. Aussi, plus l'aliment sera tendre et facile à diviser, plus les sucs gastriques auront de prise sur lui, et plus facilement il sera digéré. On sait maintenant d'après des observations directes et positives que les aliments les plus digestibles pour l'homme sont : la chair de veau, d'agneau et de volaille, les œufs frais à moitié cuits, le lait de vache, la plupart des poissons cuits à l'eau, sans autre assaisonnement que le sel et le persil, quelques poissons à l'huile ou frits ; et parmi les végétaux, les jeunes asperges, les artichauts, la pulpe cuite des fruits à noyau ou à pépins ; le pain, le lendemain de sa cuisson, mais surtout le pain salé, et principalement encore le pain blanc ; le riz, la gomme pure, les salsifis, les navets, les pommes de terre nouvelles, etc.

Il faut au contraire ranger parmi les aliments les plus indigestes : la chair de porc et de sanglier, les œufs durs, les salades, les carottes, les assaisonnements au vinaigre, le pain tendre, la pâtisserie, les choux, les parties tendineuses des viandes, la graisse, le blanc d'œuf quand il est concret, les morilles, les champignons, les truffes, les pois, les haricots, les lentilles, les noix, les amandes, les olives, les raisins secs, le cacao au lait, etc.

Ajoutons à tous ces conseils celui-ci qui n'est pas le moins important: satisfaire le premier besoin des aliments avec la plus grande réserve. Ajoutons aussi que l'on fait généralement un usage trop étendu de bouillons de bœuf au début de la convalescence ; ils sont très nutritifs, il est vrai, mais trop excitants, comme on le reconnait à la soif qu'ils allument. C'est plus tard qu'il convient de les donner ; encore faut-il qu'ils soient très légers ou coupés avec de l'eau.

Il est important aussi de ne prendre les aliments qu'avec une grande modération et à ce sujet l'axiome populaire : « il faut manger moins et plus souvent » est très plausible.

Il est un aliment qui n'est pas moins utile aux malades, qu'il n'est agréable aux gens en santé : c'est l'huître. C'est un des mets que l'on devra prescrire le plus volontiers à son patient. Première alimentation de la convalescence, il est de bon augure sur l'assiette d'un malade ; il promet à son palais, que la diète a paralysé. des plaisirs plus succulents et plus solides.

Les nations les plus dissemblables par leurs mœurs, ont payé le même tribut d'hommage et d'amour à la saveur bienfaisante de l'huitre. Les Grecs et les Romains la servaient au commencement de leur repas du soir. Les grands hommes de l'antiquité, Cicéron entre autres, semblables aux gourmets de nos jours, eurent un faible bien marqué pour les habitants des roches marines.

L'huitre est un aliment stomachique au premier degré.

Article II.

Hygiène des malades.

La fonction de la respiration doit être favorisée autant que possible. Par conséquent, on agira avec sagesse en renouvelant l'atmosphère de la chambre du malade et en s'appliquant à la tenir à la température de 16 à 18 degrés centigrades, en allumant le feu pendant l'hiver, en choisissant l'exposition du nord pendant l'été, et en ayant recours aux courants d'air. Ces soins empêcheront en même temps l'air d'être humide, condition qui serait défavorable.

Si le malade vient d'être atteint d'une fluxion de poitrine, on devra, pendant la convalescence, ménager aussi soigneusement qu'on le peut l'exercice de ses poumons qui ont été affectés d'inflammation. L'air qui est leur excitant naturel ne doit être ni trop frais ni trop chaud. On fera bien de ne point trop laisser causer les malades.

Si le cœur a été l'origine d'une maladie, il est nécessaire de ménager son action autant que possible par le repos du corps et le calme moral, par une alimentation légère, et en plaçant le convalescent dans un milieu très tempéré et en veillant à ce que ses vêtements ne puissent entraver le cours du sang.

Si la convalescence succède à une maladie des reins qu'on appelle néphrite, il faut donner très peu de tisane, afin de ne pas activer la fonction des organes sécréteurs de l'urine ; dans ce même cas, il faut éviter de donner aux convalescents aucune préparation culinaire dans laquelle il entre de l'oseille, parce que ce végétal contient un acide qui concourt souvent à la production de calculs, dont l'existence dans les reins ou dans la vessie est très redoutable.

Quant aux malades qui ont été atteints du côté des fonctions cérébrales, il est bon de leur procurer pendant la convalescence des distractions morales au moyen de la conversation, de la lecture et de la musique, en évitant toutefois de leur causer de la fatigue. Il est important de prévenir, autant qu'on le peut, les impressions vives, tant sous le rapport de la tristesse que sous celui de la joie, et en écartant tout ce qui peut soulever les passions. On ne doit permettre la reprise des études et des occupations intellectuelles qu'après le retour de la santé. Si la raison a été pervertie, il faut redoubler d'attention relativement aux excitants du cerveau.

Les promenades en plein air, quand la saison et l'état de l'atmosphère le permettent, sont aussi très efficaces ; des courses en voiture sont favorables, mais il sera toujours prudent d'attendre le retour de la santé pour se livrer à l'équitation.

CHAPITRE XVIII.

PANSEMENTS ANTISEPTIQUES DANS LES BLESSURES PAR COUPS DE FEU.

La statistique de Chenu, pendant la guerre de Crimée, montre presque tous les amputés mourant des suites de leur opération. Aujourd'hui, dans les hôpitaux, on ne perd presque plus d'opérés. Ce résultat est dû à la méthode dite *méthode antiseptique*.

Considérez toujours une plaie comme empoisonnée ; et nettoyez-la avec tout ce qui est susceptible de détruire les germes qui s'y trouvent renfermés. On peut toujours avoir sur soi du sublimé ou de l'iodoforme, mais du sublimé de préférence.

Le sublimé est soluble dans l'eau, un peu plus soluble dans l'eau salée. Si l'on a à sa disposition un alcool quelconque, la solubilité sera parfaite.

On lavera donc les plaies avec une solution de sublimé à un gramme par litre d'eau ; et si l'on a de l'iodoforme, on fera à la surface de la plaie une *légère cuirasse* avec cette poudre recouverte d'un tissu imperméable trempé dans la solution au sublimé. Ce pansement permettra aux plaies d'attendre un traitement approprié, même pendant plusieurs jours.

Les autres médicaments qui doivent servir dans le traitement antiseptique, sont les acides phénique, borique, salicylique, e chlorure de zinc, etc.

En temps de guerre la grande majorité des blessures est produite par les balles du fusil ; un certain nombre par éclats d'obus ou de boîtes à balles ; quelques-unes proviennent de boulets pleins ou d'obus non éclatés, et, dans les opérations de siège, de mitraille. Dans les batailles livrées en rase campagne, les neuf dixièmes de toutes les blessures proviennent de balles (91 p. 100 dans la guerre franco-allemande, 94 p. 100 pendant la campagne d'Italie). Dans les opérations de siège et les attaques des fortifications, la proportion relative des blessures par les gros projectiles, les obus, les bombes, est beaucoup plus élevée. Pendant la campagne de Crimée, elle fut de 46 p. 100.

La question la plus intéressante est aujourd'hui l'application possible des pansements antiseptiques à cette classe de lésions. Presque tous les décès qui ne sont pas provoqués d'une façon immédiate par des coups de feu mortels sont consécutifs aux altérations du pus ou aux complications inflammatoires.

Supprimez ces causes de mort et le pronostic des plaies par armes à feu deviendra d'autant plus favorable. Comme l'a écrit Nussbaum, le destin d'un blessé dépend presque entièrement du chirurgien qui a traité la blessure pendant les premières heures. Ce n'est ni la présence de la balle ni l'éclatement des os qui amènent l'inflammation et la suppuration, mais bien l'entrée d'une matière septicémique venue du dehors ou apportée par les débris de vêtement souillés, entraînés par le projectile (Mac Cormac). Mais explorer antiseptiquement une plaie sur un champ de bataille, enlever les corps étrangers, faire des contre-ouvertures, placer des drains, appliquer les enveloppes et les bandes protectrices me paraît chose bien difficile. Le premier soin de l'officier se bornera donc à recouvrir les plaies d'un tampon antiseptique de coton salicylé contenu dans de la gaze salicylée et renfermé dans un carré de papier huilé, et à fixer ce tampon au moyen d'un bandage (*Tampon antiseptique* de Bardeleben).

Quelques chirurgiens prétendent qu'il n'y a aucun mal à remettre d'un ou même de deux jours l'examen de la plaie, pourvu que le tampon ci-dessus mentionné soit maintenu constamment appliqué et remplacé, s'il est souillé, par un tampon neuf aussi souvent qu'il est nécessaire.

Au lieu d'employer les préparations salicylées, on pourra se contenter de saupoudrer la plaie de poudre d'iodoforme (1 à 2 grammes) après l'avoir soigneusement lavée avec une solution de sublimé à 1 pour 1000. On enveloppera ensuite la blessure avec un linge, de préférence neuf, trompé dans cette solution et par-dessus une toile de caoutchouc.

Il sera toujours utile, avant de procéder à ce premier pansement, de laver la plaie antiseptiquement, c'est-à-dire que si la plaie est large, béante, ou si l'on craint que le projectile n'ait entraîné avec lui des lambeaux de vêtements ou d'autres corps étrangers, on nettoiera la plaie avec une solution phéniquée au vingtième, ou une solution au sublimé à 1 p. 1000 et on extraira le projectile, s'il est possible. Si, au contraire, on pense que le projectile n'ait entraîné avec lui aucun corps étranger, et que les bords de la plaie soient accolés, il suffira de désinfecter soigneusement l'orifice et la peau environnante, et d'appliquer le pansement antiseptique que nous avons décrit ci-dessus.

Tel est le traitement d'attente qu'on doit appliquer à toutes les blessures faites par des balles et des éclats d'obus, qui, dans leur trajet, ont délacéré les tissus.

N'oublions pas de noter combien les pansements exigent de soins, d'égards et de patience. Quoi de plus irritable, en effet, de plus acariâtre, de plus difficile à manier qu'un malade ? C'est avec regret que nous voyons souvent les infirmiers ne point apporter dans leurs pénibles fonctions ces égards et cette aménité qui adouciraient

les maux de ceux qui souffrent et les derniers moments de ceux qui vont mourir.

Une brutalité repoussante est trop souvent le lot de ces hommes qui ont à remplir les devoirs les plus rebutants, et la
vue de la mort n'est probablement pas sans
influence sur l'endurcissement de leur sensibilité.

Nous ne terminerons pas ce petit travail sans dire quelques mots de certaines
affections dont un soldat peut se trouver
atteint, affections qui n'attirent pas toujours d'une façon efficace l'attention du
chirurgien. Il est bon d'initier l'officier à
certaines notions élémentaires de médecine, car en pareil occurence, il pourra
toujours, s'il est suffisamment éclairé,
rendre les plus grands services.

Nous voulons parler de l'embarras gastrique, de l'indigestion, de la diarrhée, de
la dyssenterie, des processus gangréneux,
tels que le panaris, le furoncle, l'anthrax et
le charbon, des cors aux pieds, des hémor-
rhoïdes, du prurit anal, de la pédiculose.

Nous consacrerons un chapitre spécial
à la propreté et nous établirons que le port
de la barbe, sans être nuisible à la propreté, est plutôt utile à la santé.

CHAPITRE XIX.

DE L'EMBARRAS GASTRIQUE.

On comprend, sous la dénomination d'embarras gastrique, une surabondance de matières muqueuses résultant d'une altération de sécrétion des follicules muqueux de la membrane interne de l'estomac et même des intestins; d'où encore le nom *d'embarras gastro-intestinal.* L'embarras gastrique peut être accompagné de fièvre et simuler un commencement de fièvre typhoïde. Seulement, dans le premier cas, la fièvre tombera au bout des vingt-quatre premières heures ou au septième jour le plus tard, tandis que dans la fièvre typhoïde, le processus fébrile suivra une marche continue jusqu'au vingtième jour minimum et sera reconnaissable dans le second septémaire par les taches rosées qui se développent sur le ventre.

Causes. — L'embarras gastrique attaque particulièrement les individus d'un tempérament bilieux, dans la force de l'âge, plus souvent les hommes que les femmes. On l'observe communément par un temps chaud et humide, dans le courant de l'autonne ou vers la fin de l'été, en général chez les personnes livrées aux excès de table ou bien se nourrissant d'aliments huileux, de mauvaise nature, faisant usage de boissons malsaines; chez ceux qui habitent des localités marécageuses ou devenues insalubres par l'encombrement, le défaut de précautions hygiéniques, etc.

L'embarras gastrique se développe aussi accidentellement dans les hôpitaux, parmi les blessés qui y prolongent leur séjour; à bord des vaisseaux pourvus de mauvais aliments, dans les prisons, etc.

Symptômes. — Les malades éprouvent d'abord un sentiment de malaise, une pesanteur de tête, de l'anorexie, des nausées, du dégoût pour les aliments gras; la langue est couverte d'un enduit jaunâtre; les yeux, les ailes du nez, le pourtour des lèvres, sont jaunes, tandis que le reste de la figure est livide et coloré en certains points.

Quand la maladie est plus intense, il survient une forte céphalalgie, de l'accablement, de la tristesse, de l'embarras dans les facultés intellectuelles; la bouche devient pâteuse, amère; les malades éprouvent de la chaleur, de la soif, souvent de la douleur au creux de l'estomac; ils ont

l'haleine forte et fétide et sont incommo-
dés d'éructations fades, aigres, provenant
d'aliments mal digérés, ou de la nature
du mucus qui enduit la face interne de
l'estomac.

A ces divers symptômes se joignent
quelquefois des vomissements de matières
amères, bilieuses, ou glaireuses, des douleurs contusives dans les membres; les
urines sont épaisses et jaunâtres ; tantôt il
y a de la sueur ou une simple moiteur;
d'autres fois des bouffées de chaleur, de
l'insommie, etc.

Marche. — La durée de l'embarras
gastrique, fébrile ou apyrétique, est généralement de quelques jours seulement,
sauf que ceux qui en sont atteints res-
tent sous l'empire des causes qui l'ont
produit.

Il se termine par résolution, c'est-à-dire
par la disparition rapide des symptômes
qui le caractérisent, par l'évacuation spontanée des matières mucoso-bilieuses qui
l'ont produit. D'autres fois, il n'est
que l'avant-scène d'une maladie plus
grave et plus dangereuse, telle que la fièvre
typhoïde, la fluxion de poitrine (points
de côté, en général sous le sein, toux,
crachats rouillés comme du jus de pru-
neaux, etc.), le typhus des camps ou des

prisons, la fièvre intermittente, c'est-à-dire paludéenne, etc., etc.

Traitement. — Une diète d'autant plus facile à supporter que le malade n'a pas d'appétit, l'usage d'une boisson acidulée ou amère, telle que la limonade, la macération de quassia, suffisent souvent à la guérison de l'embarras gastrique, surtout lorsqu'on garde le repos et qu'on s'abstient de toute occupation corporelle. Si ces moyens élémentaires ne suffisent pas, on aura recours à une légère dose d'émétique en lavage, ou dix centigrammes dans un demi-verre d'eau tiède qu'on prendra en deux fois à un quart d'heure d'intervalle. Le malade devra prendre beaucoup d'eau tiède pendant l'effet.

Si ce moyen répugne, on pourra le remplacer par un léger purgatif tel que trente grammes de sulfate de soude ou de magnésie dans un demi-litre de bouillon aux herbes.

Il est bien entendu que le patient devra se soustraire aux causes qui auront produit son indisposition, s'il veut éviter une rechute.

Quelques tisanes amères de quassia, de petite centaurée ou de chicorée, suffiront communément pour achever la guérison.

CHAPITRE XX.

DE L'INDIGESTION.

On désigne sous ce nom les troubles subits de la fonction digestive que l'on considère comme des indispositions passagères. Les perturbations de la digestion ainsi comprises sont extrèmement communes, et les médecins ne sont que rarement appelés à y remédier. Chacun a recours à des moyens popularisés par une longue tradition, qui est une routine aveugle.

Causes. — Les indigestions sont causées par un état morbide des organes digestifs ou par les substances alimentaires dont on fait usage, et parmi lesquelles il faut compter au premier rang les boissons.

Dans une affection aussi légère et aussi brève, on ne doit pas supposer des altérations de tissu, mais seulement des perversions de vitalité; autrement la constance et la répétition des accidents dénonceraient des maladies organiques, tel que le cancer de l'estomac. Comme c'est dans l'estomac que l'acte le plus important de la fonction digestive s'accomplit, c'est aussi cet organe qui est le théâtre des accidents principaux et les plus communs qui constituent cette indisposition. Sa vitalité normale est viciée par des causes diverses, souvent par des émotions morales très vives qu'on éprouve inopinément pendant ou peu après le repas. D'autres fois, cet effet est produit par l'ingestion dans l'estomac d'une boisson glacée ou de la préparation sucrée qu'on appelle *glace*. La vitalité de l'estomac peut encore être dénaturée par des liqueurs spiritueuses. L'état des intestins seul cause beaucoup moins souvent l'indigestion. Ce trouble n'arrive guère que quand les aliments n'ont point été dissous par le suc gastrique. Les aliments et les boissons causent des indigestions par leur qualité et leur quantité. En général, les herbes et les racines sont moins digestibles pour l'homme que les substances farineuses et celles qui appartiennent au règne animal. On prend ordinairement les aliments en trop grande quantité, et cet excès est la cause la plus commune des indigestions, attendu que la masse alimentaire n'est plus en rapport avec le suc gastrique qui doit la dissoudre par une action chimique qui favorise la caloricité animale, et les mouvements péristaltiques de l'estomac. Pour montrer combien l'abus des boissons spiritueuses peut engendrer d'indigestions, il suffit de citer des scènes que l'ivrognerie ne rend que trop communes; toutefois on s'habitue à l'action du vin et des liqueurs. L'estomac est un des organes les plus propres à endurer impunément l'excitation.

Symptômes. — Les accidents qui signalent l'indigestion sont : un malaise, une anxiété générale, un sentiment de suffocation, un mal de tête, des renvois de la saveur des aliments ingérés et qui prouvent qu'ils ne sont points décomposés; des hoquets et des éructations répétés, souvent infects; des nausées et, enfin, des vomissements. L'expulsion des aliments indigestes ou indigérés suffit souvent pour ramener le calme. Mais, si au lieu d'être rejetés par la bouche, ils descendent dans les intestins sans avoir été altérés, ils causent un malaise plus long et un état doublement pénible, dont les borborygmes, les vents, les coliques, sont l'expression. Enfin, les substances indigérées sont évacuées par le dernier intestin, et le calme renaît après cet orage.

Prophylaxie. — Il n'est pas toujours possible de se soustraire aux émotions morales dont la vivacité trouble la digestion, mais on peut éviter toujours de refroidir brusquement et fortement l'estomac par des boissons glacées, qui ne conviennent que dans les cas de maladie. On doit toujours se défier des glaces, quand l'estomac fonctionne. Et même en été, on a tort de prendre des boissons glacées en mangeant; cette coutume de luxe a des inconvénients graves et fréquents. Il suffit de refroidir les boissons à la température de l'eau de puits. La modération dans l'usage habituel du café et des liqueurs est nécessaire pour que la digestion s'accomplisse normalement; on doit aussi renoncer aux aliments indigestes, ou de digestion difficile, tels que les corps huileux en général et le lait pour certaines personnes. Chacun doit éviter les substances qu'il digère difficilement. C'est là une connaissance que l'expérience seule fait acquérir. On doit aussi craindre celles pour lesquelles on éprouve une répugnance instinctive. Si l'indigestion n'a pas été prévenue par les moyens que nous venons d'indiquer sommairement, il faut y remédier en secondant les efforts de la nature.

Traitement — Il convient de favoriser l'évacuation de l'estomac par de l'eau tiède, et celle des intestins par des lavements émollients. On est dans l'usage d'administrer en pareil cas du thé; c'est le remède banal. Mieux vaudrait employer une infusion de fleurs de tilleul ou de véronique. L'eau sucrée et fraîche, le repos du lit et la diète suffiraient en général pour calmer ces troubles passagers. Cependant, il est des cas où les coliques sont violentes et où quinze à vingt gouttes de laudanum Sydenham dans un peu d'infusion seront utilement administrées. On peut aussi dans certains cas recourir à l'émétique.

Dans la vieillesse, les indigestions sont les effets d'une innervation maladive contre laquelle la thérapeutique est impuissante à réagir.

Cette indisposition donne fréquemment lieu à la diarrhée, affection à laquelle nous croyons devoir consacrer quelques mots.

CHAPITRE XXI.

DE LA DIARRHÉE.

Cette incommodité, qui peut être un symptôme de diverses maladies graves, consiste, comme on le sait, dans des déjections liquides et fréquentes.

Causes. — Une foule de causes peuvent

produire le dévoiement : l'impression subite du froid, des aliments de mauvaise
nature ou pris en trop grande quantité, les
boissons excitantes, le passage subit de
la sobriété à l'intempérance. Le dévoiement qui résulte d'une vive impression
morale, telle que la peur, est passé en
proverbe.

Tout ce qui peut irriter, enflammer le
conduit intestinal, exciter ses contractions,
résister à l'élaboration digestive, peut
donner lieu à la diarrhée. Tous les âges
sont sujets à cette affection. Chez les enfants, elle résulte souvent des mauvaises
qualités du lait de la nourrice ou d'une alimentation substantielle prématurément
employée.

Chez l'adulte en santé, les excréments
doivent être rendus, terme moyen, une
fois en vingt-quatre heures. Chez le vieil-
lard, les intestins sont généralement paresseux ; aussi considère-t-on le relâche-
ment modéré du ventre comme une circonstance favorable à cet âge, où généralement l'individu consomme beaucoup
plus qu'il ne faut pour la nutrition.

La diarrhée qui résulte d'un aliment
indigeste, ou qui est la conséquence d'une
intempérance, est ordinairement passagère. Lorsqu'elle résulte d'un refroidissement, de l'humidité de l'atmosphère, elle

cède généralement aux moyens les plus élémentaires. Enfin, sous le règne de certaines causes fâcheuses, ordinairement épidémiques, elles forment le premier degré de la dyssenterie, affection commune entre toutes, dans la vie des camps, à laquelle nous consacrerons un chapitre spécial.

Symptômes. — La diarrhée est ordinairement précédée et accompagnée de perte d'appétit, de nausées, de chaleur, de coliques, de tortillement dans le ventre, suivis de déjections plus ou moins liquides et abondantes, de couleur variable et d'odeur plus fétide que dans l'état naturel. Lorsqu'elle est excessive, elle abat singulièrement les forces.

Traitement. — Le traitement de cette affection varie suivant la nature de la cause et l'intensité de l'irritation intestinale. Lorsqu'elle résulte d'un écart de régime, il suffit souvent d'observer la diète et d'ingérer quelques tasses d'une boisson adoucissante quelconque pour la voir disparaître. Si les coliques sont assez vives, on aura recours aux lavements d'eau de mauve et aux cataplasmes de farine de lin chauds sur le ventre. On donnera en même temps au malade douze à quinze gouttes de laudanum Sydenham dans une infusion chaude de tilleul et feuilles d'oranger sucrée, additionnée d'un gramme de sous-ni rate de bismuth.

CHAPITRE XXII.

DE LA DYSSENTERIE.

La dyssenterie est une inflammation qui a son siège dans cette portion du tube intestinal que les anatomistes appellent colon.

Symptômes. — Ses symptômes principaux sont la fièvre, les coliques vives, les épreintes, le besoin fréquent d'aller à la garde-robe, avec de violents efforts et sans pouvoir le satisfaire, les selles muqueuses, glaireuses, mélangées de sang, et d'une odeur cadavéreuse, la soif ardente, la langue blanche dans le milieu et rougeâtre sur les bords, les urines rouges et rares, quelquefois une difficulté invincible à uriner, la tension et la sensibilité du ventre, vitesse et roideur du pouls. Un symptôme digne de remarque, c'est que la défécation a souvent lieu au moment de l'ingestion d'un liquide quelconque dans l'estomac.

La dyssenterie a été observée dans tous les temps et sous toutes les latitudes. Elle règne le plus ordinairement d'une manière épidémique; mais elle peut être sporadique, c'est-à-dire bornée à quelques individus; elle est endémique dans quelques contrées, comme en Égypte. Cette maladie est une de celles qui font le plus de victimes dans les sièges, au milieu des camps, et parmi les masses d'hommes transplantés dans un climat plus chaud que celui qui les a vus naître, et surtout quand ils ont éprouvé toutes les privations des choses nécessaires à la vie. Dans ce cas, les causes sont générales, et ne peuvent pas toujours être combattues avec avantage. Il n'en est pas de même lorsque la dyssenterie se montre isolément. Sa thérapeutique n'a alors rien que de très simple et très facile.

Causes. — Tout ce qui peut faire naître l'inflammation du gros intestin peut devenir la cause occasionnelle de la dyssenterie. Ainsi, une atmosphère chaude et humide, une nourriture malsaine ou trop succulente, trop stimulante, le séjour dans les contrées équatoriales, où les nuits sont froides et humides; la répercussion brusque de la transpiration, l'abus des fruits acerbes ou de ceux qui, comme aux Indes, contien-

nent des principes irritants : la privation
d'eau de bonne nature, comme cela a lieu
après de fortes chaleurs et une sécheresse
de plusieurs mois, l'exposition à la pluie,
la nostalgie chez les militaires, une disposition interne, favorisée par l'insalubrité
des lieux, par une certaine constitution
atmosphérique qui échappe à nos sens, et
par un travail excessif, peuvent favoriser
le développement de la dyssenterie. Toutes choses égales d'ailleurs, on a remarqué
que l'habitant du Nord est plus facilement
atteint de cette maladie sous les zones
chaudes, tandis que l'habitant du Midi y
est plus exposé dans les pays septentrio-
naux. L'âge n'établit guère de différence
relativement au développement de la dyssenterie.

Traitement. — Le traitement de la dyssenterie consiste essentiellement dans la
soustraction de toute espèce d'aliments et
de remèdes échauffants. Ainsi, une personne qui a été soumise à l'influence des
causes que nous avons signalées plus haut
est-elle prise de dyssenterie, elle doit recourir aussitôt à une diète sévère, et à l'usage
de boissons adoucissantes telles que le
lait, données par petites quantités à la
fois et tièdes. On tiendra constamment
des cataplasmes de farine de lin chauds

sur le ventre; on retirera toujours les plus heureux résultats de l'emploi des bains chauds et entiers pendant l'acuité de la maladie. On donnera également des demi-lavements de décoction de pavots blancs additionnés d'une cuillerée à soupe de poudre d'amidon.

Au reste, nous ne saurions trop le répéter, il faut ici, comme dans le traitement des maladies en général, avoir égard à l'individualité du sujet; car c'est la juste appréciation de celle-ci qui doit diriger et modifier la pratique de la médecine. Si la maladie passe à l'état chronique, il n'en faut pas moins continuer les remèdes adoucissants jusqu'à parfaite guérison. C'est alors qu'il sera avantageux de recourir à quelques fortifiants, soit parmi les aliments, soit parmi les remèdes rangés dans la classe des toniques.

CHAPITRE XXIII.

PROCESSUS GANGRÉNEUX : PANARIS, FURONCLE, ANTHRAX, PUSTULES MALIGNES.

ARTICLE Ier.

Panaris.

Cette maladie est une inflammation phlegmoneuse et très douloureuse de la totalité d'un doigt ou d'un point quelconque de son étendue. Lorsque cette inflammation n'occupe que le tour de l'ongle, elle constitue alors une variétés de panaris qu'on nomme *tourniole;* c'est l'espèce la plus simple et la moins douloureuse de ce genre d'affection.

On a admis trois espèces de panaris, qu'on distingue d'après le degré de profondeur où se développe l'inflammation, savoir : celle qui s'établit dans le tissu cellulaire sous-cutané, c'est-à-dire sous la peau ; celle qui occupe la gaine des tendons, et celle enfin qui occupe le *périoste* des phalanges. Ces trois espèces ne constituent en réalité que les différents degrés d'intensité que peut présenter le panaris.

Causes. — Les causes les plus ordinaires du panaris sont les piqûres des doigts causées par des aiguilles, des épingles, des pointes de clou, des arêtes de poisson, des échardes de bois, surtout lorsque ces corps sont rugueux ou rouillés, ou par des contusions, des morsures, etc. Aussi voit-on cette maladie se déclarer fréquemment chez les cordonniers, les tailleurs, les menuisiers, enfin chez tous les ouvriers qui manient habituellement des instruments susceptibles de leur piquer les mains. Il est cependant des panaris qui ne sont causés que par l'effet d'une atmosphère humide longtemps prolongée; tels autres proviennent d'une irritation de l'estomac appelée embarras gastrique; ils présentent dans ce dernier cas une sorte d'analogie avec les furoncles qui accompagnent souvent ce genre de dérangement des voies digestives.

Le panaris affecte de préférence le pouce et l'index; vient ensuite le médius. Cette maladie est aussi rare aux orteils qu'elle est fréquente aux doigts, ce qui est dû non seulement à leur extrême sensibilité, mais encore à ce qu'ils sont très exposés à l'action des corps vulnérants.

Symptômes. — Le panaris commençant à se développer dans le tissu cellulaire des doigts, qui est formé d'un grand nombre de filets nerveux, principalement vers la pulpe de ces organes, il n'est pas étonnant que la vive sensibilité de ces parties donne lieu à des douleurs excessives, lorsque l'inflammation vient à s'y manifester, d'autant plus qu'elle s'y trouve resserrée entre les os des phalanges et la peau des doigts qui est peu extensible. Cette disposition anatomique des organes tactiles constitue alors un tel appareil de douleur que pour exprimer toute leur intensité, on les a nommées *douleurs pertérébrantes.* La main participe souvent à ces douleurs poignantes, qui retentissent même jusqu'aux glandes de l'aisselle, et parfois jusque sur le côté correspondant de la poitrine. Souvent le gonflement inflammatoire du doigt s'étend jusqu'à la main, et dans quelques cas rares, gagne l'avant-bras. monte jusqu'au bras, et peut donner lieu dans tout tout ce long trajet à plusieurs abcès. L'intensité des douleurs étant proportionnelle à l'étendue du mal, la fièvre devient intense. Quelquefois même, le délire se déclare, et si la maladie n'est point arrêtée dans sa marche, la gangrène est à craindre et les jours du malade sont gravement compromis.

Traitement. — Dans le traitement du panaris, il faut tâcher, s'il est possible, de faire avorter l'inflammation, ou, tout au moins, d'en diminuer l'intensité si on ne peut s'opposer à son développement. Parmi les moyens abortifs du panaris, lorsqu'il est à son début, nous indiquerons en première ligne l'indispensable nécessité de combattre la cause qui l'a produit lorsqu'elle continue d'agir : telle serait, par exemple, l'extraction immédiate d'une pointe d'épine qui serait restée dans l'épaisseur du doigt. Viennent ensuite les moyens médicamenteux proprement dits, au nombre desquels nous recommandons principalement l'immersion longtemps prolongée du doigt dans l'eau glacée, ou mieux encore, dans la glace pilée, soit seule ou bien avec addition d'un peu de sel marin ou d'extrait de saturne. Si l'on n'avait pas à sa disposition les moyens que nous venons d'indiquer, il faudrait recourir à l'application des narcotiques, cataplasmes ou bains préparés avec la décoction de feuilles de ciguë, de jusquiame, de belladone ou de morelle.

Toutefois, s'il advenait que ce mode de traitement fût insuffisant, et que le mal continuât à faire des progrès, il faudrait alors recourir à l'incision longitudinale et centrale de toute l'étendue du panaris, afin de faire cesser l'étranglement inflammatoire et de prévenir la gangrène.

Aussitôt après l'incision, on ferait plonger la main dans une décoction émolliente tiède, afin de diminuer la douleur et de favoriser le dégorgement du doigt en rendant plus facile l'écoulement du sang. On couvrirait ensuite la plaie d'un cataplasme émollient, qu'on renouvellerait trois ou quatre fois dans les vingt-quatre heures.

Immédiatement après l'incision, les douleurs diminuent ; peu de temps après, la suppuration s'établit et si l'on n'a pas trop tardé à pratiquer cette opération, la guérison a lieu en peu de jours. Dans le cas contraire et surtout lorsque le débridement n'a point été pratiqué, on voit quelquefois la gangrène gagner les tendons et causer la nécrose des phalanges.

Article II.

Furoncles.

On désigne sous ce nom une tumeur inflammatoire circonscrite, commençant par les couches les plus profondes de la peau, puis s'étendant dans tous les sens, jusqu'à devenir superficielle, se terminant constamment par la suppuration et la mortification de son point central. Ce qui distingue le furoncle des autres tumeurs gangréneuses, telles que l'anthrax, qui sont comme lui douloureuses, chaudes, saillantes, qui occupent les mêmes parties, c'est son peu de volume, sa couleur rouge, sa forme conique et surtout le peu de gravité des symptômes généraux qui accompagnent une éruption furonculeuse.

La suppuration s'annonce par la teinte blanchâtre du sommet de la tumeur qui, préalablement, s'est élevée en pointe. Le centre du furoncle s'ouvre d'abord pour laisser passer un peu de suppuration ; le plus souvent, le premier pus versé est sanguinolent ; au deuxième ou troisième jour de la suppuration, le tissu qui occupe le centre de la tumeur, qui est privé de vie, en sort sous forme de grumeau plus ou moins volumineux, d'un blanc grisâtre. C'est à cette petite escharre qu'on donne le nom de *bourbillon;* une fois celui-ci expulsé, la douleur cesse et la base de la tumeur commence à se dégorger.

Les furoncles se multiplient souvent sur la même personne, mais, en général, apparaissent à la suite les uns des autres. Certains climats, certaines années semblent amener plus ou moins de furoncles que d'autres. Il existe également des causes locales. Ainsi les furoncles naissent en grand nombre autour du point d'application d'un vésicatoire. Ils se montrent sur n'importe quel point de la peau, mais de préférence sur les régions particulièrement exposées aux frottements, par exemple aux fesses et sur la nuque.

Les furoncles ne sont jamais dangereux, mais ils sont parfois fort douloureux et toujours très incommodes. N'oublions pas de dire qu'ils ont une tendance à se reproduire à une distance plus ou moins grande et que, pour éviter qu'ils puissent se greffer ainsi à distance, on fera bien de tapisser le pourtour de chaque furoncle, sur une étendue de trois à quatre centimètres, à partir de l'auréole inflammatoire, avec quelques couches de teinture d'iode ou de collodion riciné.

Traitement. — Des cataplasmes de farine de lin tièdes sur la tumeur, des bains et des emplâtres de diachylon gommé sont les moyens locaux de traitement le plus usités. Comme il y a souvent des signes d'embarras gastrique, on purgera modérément le malade avec trente grammes de sufate de magnésie ou de soude dans un demi-litre de bouillon aux herbes.

Quand la douleur est très vive, ou que le furoncle prend un volume trop considérable, on se trouvera bien de le fendre en forme de croix avec le bistouri ou la lancette. On facilitera la sortie du bourbillon par des pressions modérées, faites sur la base de la tumeur au moment où ce corps étranger commencera à se détacher. A l'aide de cette petite manœuvre, le bourbillon est plus complètement et plus tôt expulsé.

ARTICLE III.

Anthrax.

L'anthrax est dû à la réunion d'un plus ou moins grand nombre de furoncles ou de paquets cellulo-graisseux enflammés.

Son existence est tout à fait locale. Sa marche et sa terminaison, sauf l'étendue, sont absolument analogues à celles du furoncle isolé. Cet anthrax consiste dans une tumeur circonscrite, arrondie, large et rouge à sa base, plus étroite et violacée au sommet, qui s'ulcère par suite de l'étranglement inflammatoire, et laisse échapper d'une sorte de cratère une série de bourbillons. Chez quelques sujets, cette tumeur acquiert des dimensions énormes, sans être suivie de fièvre toujours. Son lieu d'élection est la peau résistante de la nuque et de la région dorsale supérieure.

Cette affection se rencontre aussi souvent chez les individus sobres et bien nourris que chez les ivrognes et les pauvres.

L'anthrax survenant chez un diabétique est fréquemment suivi de mort.

Traitement. — Le traitement de cette affection consiste à faire deux incisions se croisant à angle droit au centre de la tumeur et comprenant la zone d'induration avoisinante. Cette méthode répond rigoureusement au principe de fournir au pus le meilleur écoulement possible. C'est le traitement suivi par Dupuytren, Nélaton et presque tous les chirurgiens jusqu'à nos jours.

Je ne parlerai pas ici de l'incision sous-cutanée avec le ténotome qui est une opération ne pouvant relever que du chirurgien.

Pour les soins quotidiens, tous les chirurgiens prescrivent des substances susceptibles de pouvoir favoriser l'expulsion du pus. On emploiera avantageusement des cataplasmes de mie de pain, de graine de lin; d'autres préconisent le charbon de bois pour désinfecter la plaie, tout en la lavant préalablement et chaque fois avec de l'eau phéniquée (50 p. 1000).

Comme traitement général, on commencera par administrer un purgatif pour remédier à l'état saburral de l'estomac et à la constipation qui accompagnent habituellement cette maladie. On donnera ensuite une nourriture fortifiante. Si les douleurs sont vives, on arrosera la plaie avec une vingtaine de gouttes de laudanum de Sydenham.

Souvent l'anthrax a de la tendance à se développer chez les gens dyspeptiques. Dans ce cas, il est urgent de traiter la dyspepsie comme il convient.

ARTICLE IV.

Pustule maligne.

On ne confondra pas l'anthrax avec la pustule maligne qui se manifeste par une petite tumeur, circonscrite, dure et très douloureuse, livide et *noire* au centre, d'un rouge vif à la circonférence. A sa superficie se forment une ou plusieurs vésicules, remplies d'une sérosité roussâtre ; la tumeur augmente bien vite et s'étend avec rapidité, détruisant la peau, le tissu cellulaire et les muscles.

Souvent le malade éprouve, au niveau de ces vésicules, une démangeaison, un picotement plus ou moins vif, une chaleur et une cuisson douloureuse. La peau s'engorge, devient rouge, tendue et forme une auréole inflammatoire intense autour de la tumeur, auréole qui se couvre également de phlyctines roussâtres, tandis que la tumeur se mortifie et s'étend aux dépens des tissus circonvoisins. Enfin surviennent les symptômes généraux d'adynamie, et le malade succombe en proie à la décomposition gangréneuse.

Traitement de la pustule maligne. — Les bases du traitement peuvent se résumer en deux points capitaux : |1° neutraliser le

venin dans la tumeur charbonneuse elle-
même ; combattre les symptômes inflammatoires et autres qui suivent son inocula-
tion. Pour neutraliser ou détruire le principe vénéneux, il faut avoir recours, le
plus tôt possible, à la cautérisation, soit
avec le fer rouge, ce qui est le plus sûr,
soit avec les caustiques liquides.

Quant au traitement général, il n'est
autre que celui dont on fait usage dans les
maladies dites putrides, c'est-à-dire un
régime très fortifiant, des bouillons concentrés, du lait coupé d'eau-de-vie. On
maintiendra constamment un courant d'air
frais dans l'appartement du malade.

CHAPITRE XXIV.

DES CORS AUX PIEDS.

Les callosités ou petites tumeurs dures
qui se développpent sur les parties du pied
les plus exposées aux frottements réitérés
des chaussures trop étroites ou trop larges,
ont été appelés cors. Les cors ne sont
autre chose que des amas toujours crois-
sants de matière épidermique, qui durcit
et s'enfonce de plus en plus. On en prévient
ordinairement la formation par l'emploi
de chaussures bien adaptées à la forme

des pieds, et appropriées à tous les genres d'exercice que les hommes des diverses professions sont forcés de faire.

Lorsque les cors sont formés et qu'ils produisent des douleurs très vives, surtout pendant la marche, on peut les enlever soi-même, après les avoir ramollis ou assouplis par l'action des bains de pieds, en les grattant avec le bord libre des ongles, ou en les râclant avec diverses sortes de râpes ou de limes douces, ou, enfin, en les excisant avec la pointe d'un canif.

On peut aussi réclamer les soins des pédicures, dont l'adresse et l'habileté sont telles, qu'ils peuvent extirper les cors qui s'étendent le plus profondément dans les chairs sans répandre une seule goutte de sang, sans causer même de douleur. On peut enlever les cors sans les avoir ramollis préliminairement dans l'eau; il faut alors que l'instrument aigu et tranchant dont on se sert pour les disséquer et les exciser soit dirigé par une main sûre et bien exercée.

Lorsqu'on néglige d'extirper les cors, ils peuvent occasionner quelquefois des inflammations suivies de suppuration. Quelle que soit la propreté des pieds, les cors, malgré les soins qu'on met à les enlever, reviennent d'autant plus vite qu'on prolonge la marche sur un sol inégal, surtout pendant la saison chaude. De petits morceaux de linge fin, recouverts d'une légère couche de diachylon gommé, sont les seuls médicaments convenables avant ou après l'extirpation des cors. Ils soulagent en diminuant les effets de la pression de la chaussure.

CHAPITRE XXV.

HÉMORROÏDES.

On distingue deux espèces d'hémorroïdes : les *externes*, c'est-à-dire celles qui sont situées en dehors du sphincter externe, et les *internes*, celles qui sont situées en dedans du sphincter. — Nous ne nous occuperons que des premières.

Symptômes. — Les hémorroïdes ne sont autre chose que des varices de l'anus. Elles se présentent sous l'aspect de tumeurs bleuâtres, ovoïdes et globuleuses, quelquefois très dures et excessivement douloureuses. Pendant une crise aiguë, alors que les vaisseaux sont très gonflés, le malade éprouve des battements constants avec la sensation d'un corps étranger introduit de force dans l'anus. Cette sensation porte sans cesse le malade à essayer de se débarrasser par des efforts d'expulsion qui ne font qu'aumenter la douleur. Souvent le malade ne peut s'asseoir; il ne peut davantage marcher, et, quand il tousse, les secousses lui occasionnent des souffrances aiguës. Pendant la défécation et même après, la douleur augmente beaucoup. Le malade atteint de cette affection a une tendance marquée à la constipation et souvent, sous l'influence de la chaleur du lit, il éprouve une démangeaison fort ennuyeuse qui l'empêche de dormir et le porte à gratter la partie affectée. Fréquemment aussi il observera après chaque selle une légère tache de sang.

Causes. — Les causes de cette affection sont *indirectes* ou *directes*. Dans les premières, il faut comprendre les obstructions du foie ou de la veine-porte, l'accumulation de matières fécales, et tout ce qui peut gêner la circulation de retour du rectum, telle que la constipation, quand elle est habituelle. Notons, également, au nombre de ces causes, la consommation de grandes quantités de viande, l'usage immodéré des boissons alcooliques, l'abus du tabac, les occupations sédentaires, etc.

Parmi les causes directes, les plus communes sont l'exposition à l'humidité ou au froid, le frottement des vêtements, l'oubli des ablutions de propreté, et les efforts, quelle qu'en soit la cause. Fréquemment un petit extra, sous le double rapport de la nourriture et de la boisson, servira de cause déterminante. Il faut se méfier surtout des vins mousseux ou très corsés, et des alcools nouveaux (ALLINGHAM).

Cette maladie se montre rarement dans la jeunesse et avant l'époque où le corps a pris tout son accroissement; car, jusque là, le superflu des matériaux nutritifs, s'il en existe, trouve son emploi, et la nature n'a pas besoin de trouver un moyen de s'en débarrasser.

Les hémorroïdes, comme la goutte, sont une maladie des gens riches et bien nourris ; ceux qui ne mangent que pour vivre en sont rarement atteints.

Traitement. — Pour le traitement des hémorroïdes, la principale indication est d'éloigner la cause de cette maladie. Ainsi, un régime frugal, peu nourrissant, sans bière ni alcool, et un exercice modéré sont les moyens généraux à employer. Si le malade est fumeur, il doit diminuer sa ration habituelle ; le tabac cause souvent une irritation sympathique de la gorge et du rectum.

Comme moyens locaux, le malade pourra prendre des bains de siège ainsi que des lavements tièdes. Matin et soir, il se lavera la région de l'anus avec de l'eau chaude et du savon blanc, ou avec un grand verre de lait frais additionné d'une cuillerée à café d'extrait de Saturne. Il trouvera là une lotion des plus rafraîchissantes.

Comme médicament, il prendra chaque soir une ou deux pilules de Plummer pendant trois ou quatre jours et, le matin à jeun, de temps en temps, un grand verre d'eau minérale de Pullna, de Friedrichsall ou d'Hunyadi Janos.

Un accident assez commun, c'est l'inflammation des hémorroïdes; la première indication, dans ce cas, est de faire rentrer les tumeurs internes qui font saillie au dehors, surtout si elles sont étranglées par le sphincter de l'anus. On combat ensuite l'inflammation au moyen du repos, des bains de siège et des bains entiers et des lavements frais.

Si les douleurs sont excessivement vives, on emploiera, après avoir enduit les parties tuméfiées d'extrait de belladone et de glycérine, parties égales, des cataplasmes chauds. Quelquefois, le malade se trouvera mieux du froid; on lui appliquera dans ce cas constamment de la glace.

Après une première crise d'hémorroïdes,

il faut toujours se mettre en garde contre
une récidive par une vie simple, suffisamment d'exercice, la privation des excitants, la suppression des excès de tabac,
une propreté extrême de l'anus, et une
absolue régularité des selles. Si celle-ci ne
peut être obtenue sans le secours de médicament, le malade s'adressera avec
grand avantage au mélange de magnésie
calcinée et de rhubarbe, parties égales,
une ou deux cuillerées à café par jour, au
commencement des repas.

Si la fluxion sanguine est devenue habituelle, s'il s'est établi un écoulement périodique de sang, il faut, dans ce cas, presque toujours le respecter. C'est un effort
salutaire de la nature, qui tend à rétablir
l'équilibre de l'économie.

On ne confondra pas les névralgies du
rectum avec les douleurs hémorroïdales;
car, dans le premier cas, la douleur n'augmente pas pendant la défécation.

CHAPITRE XXVI.

PRURIT DE L'ANUS.

Causes. — Le prurit de l'anus ou démangeaison douloureuse de l'anus est habi-

tuellement provoqué par des excès de
chère et de boisson. Ainsi, on l'observe
chez les sujets affectés de diathèse
urique. Cependant, il n'en est pas toujours
ainsi. Les affections du foie avec constipation, les troubles de l'estomac, les
maladies utérines sont des causes fréquentes du prurit de l'anus. La goutte
avec l'eczéma qui l'accompagne a fort
souvent à répondre de l'apparition de cette
pénible incommodité.

Parmi les causes locales, les plus fréquentes sont l'existence d'hémorroïdes,
de parasites végétaux, de pédic   t d'as-
carides. Il y a bien des cas auxqu   il est
impossible d   signer aucune cau   et où
l'affection est considérée comme une pure
névrose.

Il est toujours important de découvrir
la cause de l'irritation pour pouvoir appliquer un traitement rationnel. Ainsi, bien
des gens éprouvent des crises de prurit en
mangeant du homard ou des crabes, voire
même du saumon. Souvent les excès de
table, combinés avec le défaut d'exercice,
sont une cause excitante du prurit. On
peut en dire autant de l'abus du tabac.

Traitement. — On fera donc bien d'in-
terroger minutieusement le malade sur
ses habitudes et de lui recommander la

sobriété, en lui interdisant la bière et les alcools, et ne lui permettant que du vin coupé avec de l'eau de Seltz à ses repas. On lui conseillera de faire chaque jour une promenade de trois à quatre kilomètres et de se laver chaque soir en se mettant au lit l'anus avec de l'eau chaude et du savon de Castille. On veillera attentivement à la régularité des selles et on emploiera avantageusement dans ce but les eaux de Pullna. d'Hunyadi Janos, etc.

Si l'on est convaincu que l'affection est d'origine nerveuse, on administrera journellement le bromure de sodium à la dose de trois à quatre grammes dans de l'eau sucrée. Si les démangeaisons sont intolérables la nuit et qu'elles empêchent le sommeil, on fera bien d'introduire dans l'anus, au moment où le malade se met au lit, un embout d'os façonné comme la tétine d'un biberon d'enfant avec une plaque circulaire pour l'empêcher de s'échapper dans l'intestin: cet embout aura quatre centimètres de long et sera gros comme le bout de l'index. Immédiatement les démangeaisons cesseront en raison de la compression que ce corps étranger exercera sur les plexus veineux et les branches nerveuses au niveau de l'anus.

En cas de parasites végétaux, le prurit sera promptement guéri par des lavages avec une solution d'acide sulfureux au sixième.

CHAPITRE XXVII.

PÉDICULOSE.

Chez beaucoup de soldats, on constate souvent une absence complète des soins les plus élémentaires de la propreté. C'est ainsi qu'il n'est pas rare de rencontrer chez eux certains êtres ovipares auxquels ils se condamnent à fournir le gîte et la pâture. Les causes les plus communes de ce fléau sont, je le répète, la malpropreté et la misère sa compagne. Cette incurie est nationale en divers pays. La Grande Armée, malgré sa bravoure, fut contrainte à passer en Pologne sous ses fourches caudines : ses héros n'étaient pas uniquement couverts de gloire. De tout temps, ces ignobles insectes ont eu une prédilection marquée pour les enfants de Mars. Louis XIII en ayant pris un sur l'habit du maréchal de Bassompierre, voulait le montrer à tout le monde. « N'en faites rien, Sire, lui répliqua le maréchal, chacun dirait qu'on ne gagne que des poux à votre service. »

Les accidents causés par ces insectes

se réduisent à une démangeaison plus ou moins incommode et quelquefois à des ulcérations. Ces animaux ont même trouvé des défenseurs parmi les hommes! Qui oserait le croire? Il en est qui les ont présentés comme étant destinés à absorber les humeurs corrompues; d'autres ont invoqué en leur faveur l'ordre établi dans la nature, et selon lequel nul être n'est créé vainement. Il n'y a pas d'opinions absurdes qui ne trouvent des avocats.

La présence de tels hôtes révolte à bon droit l'imagination de toute personne qui se respecte. Aussi est-il naturel de les traiter impitoyablement en ennemis.

Les armes ne manquent pas à la défense, mais il faut savoir en user. Il importe de ne jamais négliger les soins de propreté qui, à tout âge, préviennent ces fâcheux assauts, et de fuir autant que possible les individus suspects.

Traitement. — Pour couper court à la génération de ces ennemis qui se succèdent à profusion avec une rapidité surprenante, le moyen le plus efficace pour détruire la pédiculose de la tête et du pubis consistera à imbiber les cheveux et la peau, dans toute leur étendue, de pétrole brut qu'on enlève deux ou trois heures après par un lavage complet à l'eau et au savon. Les parties une fois séchées devront être inondées d'alcool ou d'eau de Cologne. Ce traitement devra être répété deux ou trois jours de suite. Toutes les coiffures seront soumises à l'action de l'eau bouillante ainsi que les peignes et les brosses. Les doublures seront détruites.

Quant à la pédiculose du corps, son traitement doit porter sur les vêtements et non sur la peau, qui, dans les cas ordinaires, revient très rapidement à son état normal. Car l'animal dépose ses œufs dans les plis et dans les coutures des vêtements et ne mord la peau que pour en tirer le sang qui lui sert de nourriture.

Tous les vêtements seront donc jetés dans l'eau bouillante ou seront passés au fer aussi chaud que possible sans brûler l'étoffe, principalement dans toutes leurs coutures. Les objets de literie seront traités de la même façon, mais cela n'est pas toujours nécessaire.

Le corps peut être frotté dans toute son étendue avec du savon mou, et plongé dans un bain chaud, avant d'être revêtu des nouveaux vêtements.

Nous ne saurions trop insister sur les avantages incalculables de la propreté. C'est pourquoi nous lui consacrerons quelques mots dans un chapitre spécial.

CHAPITRE XXVIII.

DE LA PROPRETÉ.

La propreté est à l'égard du corps ce qu'est la décence dans les mœurs. Elle témoigne le respect qu'on a pour soi-même; elle est au corps, a dit Larochefoucauld, ce qu'est l'amabilité à l'âme. Et, en effet, comment plaire sans la propreté? Nous avons reçu plus que toute autre créature le désir de plaire, parce que nous vivons en société. Nous avons donc besoin, plus que tous les autres êtres, de suivre les lois de la propreté. C'est là une des grandes conditions de la santé. L'homme propre sait faire estimer jusqu'à la pauvreté, et conserver quelque lustre même à des haillons. C'était donc avec raison que le grand archevêque de Cambrai disait que la propreté était presque une seconde vertu. Sans elle, la beauté n'est qu'un diamant dans une ignoble gangue.

Regardez combien l'enfance se ressent de son influence; il n'est point d'enfant, quoi qu'en dise le vulgaire, qui soit robuste dans la fange et la vermine.

Mais il ne faut pas confondre la propreté avec les recherches d'un luxe superflu. Les parfums, les odeurs, tous ces soins coquets de la sensualité n'ajoutent rien à la propreté, mais la gâtent souvent et recouvrent quelquefois une malpropreté radicale. Que de fois la vermine s'agite sous la soie et l'or aussi bien que sous la bure fangeuse !

CHAPITRE XXIX.

DU PORT DE LA BARBE.

La question du port de la barbe dans l'armée française, tranchée par le général Boulanger, a tellement eu de partisans et de détracteurs, que le lecteur nous permettra de lui réserver un petit article : Le port de la barbe est-il utile ou nuisible au soldat ?

On a, de tout temps, disserté longuement sur l'utilité de la barbe et sur le but qu'a dû se proposer la nature en faisant à l'homme un semblable présent. La barbe a pour mission de garantir la bouche. Sentinelle vigilante, elle est placée autour de cette ouverture comme les cils autour des yeux.

Mais, direz-vous, pourquoi ce privilège est-il exclusivement réservé à l'homme et non à la femme, bien que la nature par une sorte de jeu cruel s'amuse quelquefois à couronner un menton féminin? C'est que la nature a voulu donner à l'homme un signe visible de sa force si bien consacré ce par vers célèbre :

Du côté de la barbe est la toute-puissance.

Et c'est à ce titre probablement que le lion jouit de l'avantage d'une crinière dont sa compagne est privée. Que peuvent objecter les détracteurs de la barbe ?

Les gastronomes la dénoncent comme incommode et comme gênant l'ingestion des aliments ? Soit. Mais n'a-t-elle pas ses avantages ? Mais l'empereur Napoléon Ier n'a-t-il pas dit : « Les Orientaux se rasent le crâne et portent la barbe : les ophtalmies sont chez eux plus fréquentes que la perte des dents. Les Européens se rasent le menton et gardent leurs cheveux : la perte des dents est chez eux plus fréquente que l'ophtalmie. »

Détracteurs de la barbe, que répondrez-vous dans votre horrible perplexité ? Vous raserez-vous le menton pour dégager les abords de la bouche ? Non, vous conserverez à vos mâchoires leur édredon pour le salut de vos trente-deux dents.

Voilà pourquoi le général Boulanger a été très sage en décrétant facultatif le port de la barbe dans l'armée française.

Du reste, à l'exemple des sapeurs, la

barbe est aussi bien l'attribut du guerrier que du magistrat, du sage, du prêtre, du philosophe, du penseur.

Car, avec elle, le soldat revêt un caractère plus mâle et plus guerrier, au point que les Orientaux font un tel cas de la barbe qu'ils ne peuvent concevoir un grand homme sans ce magnifique attribut et que les Égyptiens furent très étonnés de voir Napoléon sans barbe.

La barbe contribue à la dignité de l'homme comme les cheveux à la beauté de la femme.

Lors de la première invasion de Rome par les Gaulois, ne voit-on pas les sénateurs, assis au Forum sur leurs chaises curules, compter sur l'aspect de leurs belles barbes pour en imposer aux farouches vainqueurs qui allaient inonder la ville ?

La barbe est tellement l'attribut de la force et de la puissance que sa chute est le signe de la décrépitude, témoins ces malheureux qu'une opération cruelle consacre au triste métier de gardiens de femmes dans les harems, après avoir atteint l'âge de la puberté. Leur barbe continue à pousser, quoique moins épaisse, pour défeuiller à l'âge de cinquante ans. Sa chute, comme nous l'avons dit, est le signe de leur décrépitude.

CHAPITRE XXX.

DES MÉDICAMENTS ET DES PIÈCES DE PANSEMENT INDISPENSABLES.

Nous avons amplement démontré combien il était utile de bien donner les premiers soins aux blessés, c'est-à-dire avec sagesse et intelligence.

Le Ministre de la Guerre ne serait-il pas heureusement inspiré, en ordonnant, dans chaque régiment, une conférence, au moins par semaine, où le médecin militaire donnerait aux officiers, voire même aux sous-officiers, des leçons élémentaires de médecine, de chirurgie ; leur apprendrait à reconnaitre une fracture ou une luxation, et les moyens d'y remédier ; à laver une plaie et à lui donner le premier pansement qu'une blessure de guerre réclame ; enfin en les instruisant des principes les plus sommaires de l'hygiène, et d'une foule d'indispositions, sur lesquelles le chirurgien, en temps de guerre, ne peut pas porter toute son attention ?

A ces divers titres, la mesure que nous osons proposer à la bienveillante attention du Ministre de la Guerre, nous parait sage et de la première utilité.

On resserrerait ainsi les liens de l'armée, en l'habituant, pratiquement, à la fraternité, sinon à la charité.

L'armée ne serait plus simplement une foule plus ou moins organisée, mais la grande famille de la nation, armée pour la défense de son drapeau et de ses foyers !

Nous demanderons également à M. le Ministre de la Guerre, s'il ne serait pas utile que tous les officiers et sous-officiers portassent en campagne, dans la poche gauche de leur capote, un certain nombre de médicaments indispensables pour secourir un blessé, en attendant qu'on puisse le transporter à l'ambulance la plus voisine ; et les matériaux les plus nécessaires pour faire un pansement antiseptique, tel qu'il se pratique aujourd'hui, dans tous les pays d'Europe, suivant les règles de Lister?

ARTICLE 1er.

Des médicaments indispensables.

Nous placerons au premier rang le *laudanum Sydenham* qui pourra remplacer toutes les préparations opiacées. On l'ordonnera aux malades dans une foule de cas, à la dose de 10 à 40 gouttes par parties fractionnées, c'est-à-dire, 10 gouttes d'heure en heure dans un peu d'eau sucrée ou une infusion calmante quelconque (tilleul et fleurs d'orangers), jusqu'à ce que le malade dorme, ou que les douleurs soit calmées.

C'est ainsi qu'on l'administrera, avec avantage, dans les coliques intestinales, accompagnées ou non de diarrhée; dans la dyssenterie, dans l'insommie, le délire des blessés, les névralgies, le rhumatisme, les bronchites aiguës ou chroniques.

Nous placerons ensuite, comme un agent thérapeutique des plus utiles, *l'ammoniaque.*

On l'a conseillé dans les cas de migraine, à la dose de 5 à 6 gouttes dans une infusion de tilleul et feuilles d'oranger; mais c'est surtout dans les cas de *syncope* que l'ammoniaque ou plutôt les *vapeurs* ammoniacales sont généralement employées; voire même à la suite d'une affection cérébrale quelconque où un malade tarde à reprendre ses sens.

Il est inutile de faire ressortir les graves inconvénients qui peuvent résulter de l'inspiration prolongée des vapeurs ammoniacales.

Il est sans doute bon d'exciter par ce moyen la membrane muqueuse du nez et du larynx, mais l'emploi d'un tel moyen ne doit être confié qu'à des mains habiles et prudentes. On pourra l'employer dans toutes les circonstances où l'on doit provoquer la sueur, telles que : les refroidissements, les toux opiniâtres, les douleurs rhumatismales.

Dans tous les cas, l'ammoniaque s'administre à la dose de 15 gouttes et même de 2 grammes dans 150 grammes d'eau sucrée, à prendre dans les vingt-quatre heures.

Dans l'ivresse, on retirera de bons effets de ce médicament à la dose de 15 à 20 gouttes dans un verre d'eau sucrée.

Rigal cite l'histoire d'un mendiant ivre-mort, que l'on ne put rappeler à la vie qu'en lui faisant avaler de l'ammoniaque.

Quant à la réputation, je dirai populaire, que l'ammoniaque a acquise dans le traitement des empoisonnements par morsures d'animaux venimeux, je n'y ajouterai qu'une faible confiance.

Pris intérieurement, on n'a jamais vu son usage modifier, en quoi que ce fût, les symptômes de l'empoisonnement. Comme cautérisant les plaies, son action n'est point à comparer à celle du fer rouge, chauffé à blanc cerise.

Un autre médicament qui rendra de signalés services et qu'il est toujours utile de posséder sous la main, c'est le *sous-nitrate de bismuth*.

Maladies de l'estomac. — Le sous-nitrate de bismuth convient aux personnes dont les digestions sont habituellement laborieuses et s'accompagnent de tendance à la diarrhée.

Quand les éructations sont acides, ou qu'il n'y a que des flatuosités purement inodores, on aura le soin de lui associer une certaine dose de magnésie, dans le but de neutraliser l'acidité des premières voies, ou de remédier à la constipation qui accompagne si souvent cet état.

Mais, ce n'est pas à ce titre que nous mentionnons, dans ce cadre, le *sous-nitrate de bismuth*.

Nous avons voulu lui consacrer ici une place particulière, en raison des immenses services qu'il peut rendre dans les maladies de l'intestin : diarrhée, dyssenterie.

Maladies de l'intestin : diarrhée. — Dans les diarrhées qui semblent être au canal alimentaire ce que le catarrhe pulmonaire est à l'appareil respiratoire, et que l'on pourrait, à bon droit, appeler catarrhe intestinal, l'emploi du sous-nitrate de bismuth est parfaitement indiqué.

On fera bien de lui associer de très faibles quantités d'opium, telles que trois à quatre gouttes de *laudanum Sydénham*, à la prise de midi et du soir. Cette adjonction sera surtout utile quand la diarrhée débute et qu'elle est vive, en tant qu'elle luttera efficacement contre l'exagération des *sécrétions intestinales*.

Mode d'administration et doses. — Le sous-nitrate de bismuth, à cause de son insipidité, est facile à administrer. Il n'est point nécessaire de le déguiser. On le donnera en poudre aux adultes, dans une cuillerée de potage ou de confiture, à la dose de un à quatre grammes dans les vingt-quatre heures, et au commencement des repas, autant que possible. Si des spasmes ou des douleurs d'estomac se montraient pendant la nuit ou de grand matin, il conviendrait de l'administrer au moment où les malades se mettraient au lit.

Ce n'est point le cas de faire remarquer ici que beaucoup de dames par trop coquettes ont usé de ce médicament pour se blanchir la peau, qui, exposée ensuite à des émanations sulfureuses, passait rapidement au noir. Il n'y a pas de médecins d'eaux sulfureuses qui n'aient eu l'occasion d'observer ce désagréable accident :

je dis désagréable, puisque cette coloration, très tenace, ne disparait complètement que par la chute de l'épiderme, bien qu'on puisse la diminuer par les lotions souvent répétées d'une solution de chlorure de sodium.

ARTICLE II.

Médicaments pour le pansement des plaies.

Nous allons énumérer quelques médicaments et les pièces indispensables pour le premier pansement des plaies.

1° Au premier rang, nous placerons le *perchlorure de fer.*

Le perchlorure de fer a, depuis de nombreuses années, pris une place importante dans la thérapeutique à titre d'agent hémostatique et astringent. Ainsi, dans les plaies qui donnent lieu à une hémorragie en nappe, il suffit, pour arrêter l'écoulement du sang, d'appliquer sur la surface saignante, préalablement lavée à l'eau froide, une compresse imbibée avec un mélange d'une cuillerée de la solution concentrée de perchlorure dans un verre d'eau.

Si l'écoulement n'est pas arrêté, on réussira en ajoutant au mélange une seconde cuillerée de perchlorure.

La plaie est-elle inégale et irrégulière, on placera d'abord, avant la compresse, un tampon de charpie trempé dans le même liquide. Ce procédé peut même suffire quand l'hémorragie provient d'une petite artère. On pourra aussi remplacer la charpie par un tampon d'amadou, d'éponge ou de linge, qui servira en outre à comprimer le vaisseau lésé.

On doit encore mentionner l'application du liquide préservateur aux venins, notamment au venin de la vipère; mais le succès ne sera obtenu qu'autant que l'application sera faite immédiatement après la morsure, attendu la rapidité tout exceptionnelle avec laquelle se fait ici l'absorption; mais, comme nous l'avons dit précédemment, l'action du fer rouge sera supérieure à toutes les autres. Cet agent thérapeutique aura des chances bien plus favorables contre les piqûres des insectes, cousins, guêpes, abeilles; et son emploi ne saurait être trop recommandé contre les piqûres de certaines mouches qui donnent lieu si souvent, pendant l'été, aux affections charbonneuses.

Nous ne dirons rien du perchlorure de fer comme médicament interne, ni des autres affections externes auxquelles il est journellement appliqué.

Si, à l'aide de tampons imbibés d'une

solution au perchlorure de fer, on ne peut réussir à arrêter une hémorragie provenant d'une partie quelconque du membre supérieur ou inférieur, l'officier et le sous-officier seront prudents en ayant toujours sur eux un *tube de caoutchouc* de la grosseur du doigt et de soixante centimètres de longueur, avec lequel on étranglera, au moyen de plusieurs tours (à l'instar de la bande d'Esmarch), le membre atteint d'hémorragie incoercible au-dessus de la plaie. en cas d'hémorrhagie artérielle, et entre les capillaires et la plaie si la compression est dirigée contre une hémorragie veineuse. Ce moyen permettra d'attendre l'arrivée du médecin, qui procédera à la ligature du vaisseau blessé. Ce moyen, si élémentaire, pourra remplacer la bande d'Esmarch, le garrot, le tourniquet de J.-L. Petit, le compresseur de Dupuytren, etc.

Il existe un pansement particulier qui doit éveiller toute notre attention : c'est celui qui doit nous procurer la réunion des plaies par première intention.

Quelles devront être les conditions requises pour rechercher un pareil résultat?

Quelquefois, il faut réunir les plaies immédiatement; d'autres fois, la réunion immédiate est impossible. Soit qu'il y ait une trop grande perte de substance et que les bords de la solution de continuité ne puissent pas être mis en contact, soit que les bords soient contus, escharifiés, comme cela se présente pour les plaies contuses, pour celles qui sont produites par les projectiles lancés par la poudre à canon : pour celles dans l'intérieur desquelles se trouvent des corps étrangers qui, toujours, empêcheront la réunion. Enfin, la perte de substance est tellement considérable, dans certains cas, que ce n'est qu'au moyen de *l'autoplastie* que l'on peut espérer prévenir des cicatrices très difformes sur les parties exposées à la vue.

Si l'on peut espérer une réunion immédiate, on rapprochera les bords de la plaie par quelques bandelettes de *diachylum*; et si le malade doit être transporté à une certaine distance, le pansement de transfert sera fortement matelassé avec du coton phéniqué.

Pour appliquer ce premier pansement d'attente, il sera donc utile que les officiers et les sous-officiers portent constamment sur eux-mêmes, comme nous l'avons démontré au chapitre des pansements antiseptiques des plaies, *de l'odioforme, du sublimé* et une toile de *caoutchouc*. Ces trois objets suffisent amplement pour intervenir antiseptiquement dans tous les cas de blessures par armes à feu, alors que le patient est éloigné de l'ambulance et privé des lumières du médecin.

En écrivant ce petit opuscule, nous n'avons eu qu'un but : celui de répandre les notions premières à l'aide desquelles un officier, un soldat pourra, le cas échéant, porter du soulagement, quelquefois même sauver la vie à un camarade blessé.

Que de fois les officiers ne sont-ils pas exposés à faire partie d'un détachement privé de médecins, soit en temps de paix, soit en temps de guerre. Par exemple : sur le terrain des manœuvres, aux exercices à feu, pendant les travaux exécutés au polygone, aux grandes manœuvres, dans un fort, ou à la tête des grand'-gardes, quand ils vont en reconnaissance.

Sur un champ de bataille, les secours médicaux peuvent se faire attendre plusieurs heures. Que de soldats blessés pourront patienter, si on leur prodigue les premiers soins !

Ces premiers secours n'exigent pas,

pour leur application, des connaissances spéciales. Il suffira d'avoir lu et retenu.

Il faut que l'officier connaisse les immenses services qu'il peut rendre ; et s'il est blessé lui-même, son énergie morale ne sera que plus fortifiée par l'espoir et la confiance qu'il placera sur le secours d'un camarade éclairé.

On ne saurait assez répandre les notions élémentaires de médecine et d'hygiène pour pouvoir secourir utilement le soldat blessé. Celui-ci n'est-il pas le représentant des généreuses pensées de dévouement et d'abnégation, le défenseur du sol et l'appui de tous les principes d'ordre et de conservation ? Quoi de plus pur dans nos temps que l'âme d'un soldat ? Scrupuleux sur son honneur, et le croyant souillé par la moindre tache d'indiscipline ou de négligence ; sans ambition, sans vanité, sans luxe ; toujours esclave et toujours fier de sa servitude, n'ayant rien de plus cher dans sa vie que les intérêts de sa patrie !

Quand, à une époque de progrès, et de transition, des millions d'hommes sont en armes au milieu de l'Europe, mécontents, pour la plupart, de leur sort et attendant des jours meilleurs, est-il beaucoup de questions plus importantes à traiter que celles qui touchent à la santé du soldat ; de cet être exceptionnel qui, de nos jours, semble distrait de la grande famille humaine pour accomplir, pendant une période de sa vie, un pèlerinage armé; de ce disciple d'une foi dont les dogmes ne sont que les vertus du champ de bataille; subissant avec courage les exigences d'une discipline de fer et les humiliations de l'obéissance passive, et dont la destinée, en temps de paix comme en temps de guerre, est de souffrir et se dévouer?

TABLE DES MATIÈRES

Paris et Limoges, imp. milit. Henri CHARLES-LAVAUZELLE.

CATALOGUE
DE LA LIBRAIRIE MILITAIRE
enri CHARLES-LAVAUZELLE
ÉDITEUR DU BULLETIN OFFICIEL DU MINISTÈRE DE LA GUERRE
CHARGÉ DE LA VENTE DES PRODUITS DU DÉPÔT DE LA GUERRE

La Librairie Militaire Henri Charles-Lavauzelle, à Paris et Limoges, se charge de publier, soit à son compte, soit à celui des Auteurs, tous les Ouvrages militaires se rattachant à sa spécialité; une puissante organisation lui permet d'offrir les meilleurs avantages.

Les Commandes accompagnées d'un Mandat postal ou de Timbres-Poste sont expédiées *franco*.

TABLE DES MATIÈRES

PARIS | **LIMOGES**
11, Place St-André-des-Arts | 46, Nouvelle route d'Aixe

HENRI CHARLES-LAVAUZELLE
Éditeur militaire

PETITE BIBLIOTHÈQUE

DE

L'ARMÉE FRANÇAISE

Honorée d'une souscription de 22,000 exemplaires du ministère de la Guerre
et d'une médaille d'or en 1885 de la Société d'instruction et d'éducation
de Paris.

SÉRIE DE VOLUMES IN-32, D'ENVIRON 128 PAGES

Broché.. » 30
                                                      Franco. » 35
Relié toile anglaise gaufrée et dorée............................... » 60

LE GÉNÉRAL BOULANGER, actes et paroles, par H. C. P.

HISTOIRE MILITAIRE DE LA FRANCE, de 1643 à 1871, par Em. Simond, lieutenant au 28ᵉ de ligne. — 2 vol.

L'ARMÉE ALLEMANDE, son histoire, son organisation actuelle. — Vol. de 128 pages (4ᵉ édition).

L'ARMÉE SUISSE, son histoire, son organisation actuelle, par le capitaine Heumann, O ⚜. — Vol de 136 pages.

L'ARMÉE RUSSE. — Tome Iᵉʳ : Organisation générale; — règlement d'infanterie; — Le service en campagne; Instruction sur les travaux de campagne. — Vol. de pages, orné de figures (2ᵉ édition).

L'ARMÉE BELGE, composition, recrutement, mobilisation, écoles militaires, institut cartographique, armement, manufacture d'armes de Liège, régime intérieur, alimentation, uniformes, système défensif (2ᵉ édition). — Vol. de 96 pages.

L'ARMÉE ANGLAISE, son histoire, son organisation actuelle, par A. Garçon (2ᵉ édition). — Vol. de 144 pages.

LA MARINE ANGLAISE, histoire, composition, organisation actuelle, par A. Garçon. — Vol. de 96 pages.

L'ARMÉE ITALIENNE, son organisation actuelle, sa mobilisation. — Vol. de 128 pages.

L'ARMÉE OTTOMANE CONTEMPORAINE, par Ch. Lebrun-Renaud. — Vol. de 96 pages.

L'ARMÉE DES PAYS-BAS, notices militaires et géographiques (publication de la Réunion des officiers). — 2 vol.

ARMÉE SUÉDOISE, par le capitaine R. R***. — Vol. de 62 pages.

ARMÉE PORTUGAISE, par A. Garçon. — Vol de 108 pages.

JOURNAL DU SIÈGE DE TUYEN-QUAN (23 novembre 1884-3 mars 1885), avec un plan de la forteresse, d'après un croquis du lieutenant-colonel Dominé. — Vol. de 102 pages.

HISTORIQUE SUCCINCT DE L'ARTILLERIE AU TONKIN, pendant les années 1883 et 1884, par C. Humbert, chef d'escadron d'artillerie de la marine, breveté d'état-major. — 2 vol.

ÉTUDE MILITAIRE SUR L'ÉGYPTE, campagne des Anglais en 1882 (2º édition). — Vol. de 32 pages sur fort papier velin.

LE SOUDAN, GORDON ET LE MAHDI, par le capitaine Heumann, O ✠. — Vol. de 96 pages, avec 2 cartes et 4 plans.

PRÉCIS DE LA GUERRE DU PACIFIQUE (entre le Chili d'une part, le Pérou et la Bolivie de l'autre). — Vol. de 72 pages, suivi d'une carte planimétrique de la côte du Pacifique et d'un plan des principales batailles (2º édition).

L'ÉDUCATION ET LA DISCIPLINE MILITAIRES CHEZ LES ANCIENS, par Marcel Poullin. — Vol. de 144 pages.

ÉTUDE SUR LE TIR DES ARMES PORTATIVES EN FRANCE ET A L'ÉTRANGER. — Méthode d'instruction. — Pratique du tir. — Tir de guerre. — Vol. de 88 pages, orné de 43 gravures (3º édition).

L'ALIMENTATION DU SOLDAT EN CAMPAGNE. La ration de guerre et la préparation rapide des repas en campagne, par Charles Schindler, médecin-major de 1re classe. — Vol. de 80 pages.

RÔLE, ORGANISATION, ATTAQUE ET DÉFENSE DES PLACES FORTES. — Vol. de 112 pages, avec figures dans le texte.

GUIDE DU SOUS-OFFICIER ET DU CAPORAL D'INFANTERIE sur la place d'exercice, en terrain varié et sur le champ de bataille. Manuel rédigé en vue de répondre aux questions ci-après des programmes annexés à la circulaire du 3 septembre 1883, savoir : 1º Principes de discipline et d'éducation morale ; — 2º École des guides à l'école de compagnie et à l'école de bataillon ; — 3º Fonctions des caporaux dans la colonne de route ; — 4º Place et fonc-

tions des caporaux et sous-officiers dans les revues (
défilés ; — 5° Rôle et devoirs des caporaux et des sou(
officiers dans le combat en ordre dispersé (2e partie d
l'école de compagnie). — Vol. de 128 pages (2e édition

VOIES ET MOYENS DE COMMUNICATION EN FRANCE, EN ALGÉR(
ET EN TUNISIE: routes ; voies navigables; paquebots
chemins de fer ; bureaux ambulants ; lignes télégraph(
ques, par Roger Barbaud, sous-inspecteur des postes (
des télégraphes, payeur de la 23e division d'infanteri(
— 2 vol. de 128 pages.

COURS DE TOPOGRAPHIE, à l'usage des officiers et sous-of(
ciers ; ouvrage rédigé conformément aux programm(
officiels du 30 septembre 1874, par A. Laplaiche, profe(
seur de la Société de Topographie de France, membre (
la Société française de Physique, etc. — 2 vol. ((
édition).

Le 1er de 120 pages, orné de 140 figures ;

Le 2e de 128 pages, orné de 66 figures.

MÉTHODE D'ENSEIGNEMENT POUR L'INSTRUCTION DU SOLD(
ET DE LA COMPAGNIE, conforme aux prescriptions de(
règlements des 23, 26 octobre, 28 décembre 1883 et 2(
juillet 1884. — Vol. de 128 pages avec plans et croquis
par J. Bailly, capitaine au 90e de ligne.

LES OUTILS DU PIONNIER D'INFANTERIE, d'après l'instructio(
ministérielle du 8 août 1880, complétée et rectifiée (
l'aide des documents officiels les plus récents sur l(
port, le chargement, l'entretien et l'emploi des outils.
25 figures intercalées dans le texte. — Vol. de 84 page(

LES CARTOUCHES ET LE CAISSON D'INFANTERIE, suivi d'un(
instruction pour le ravitaillement des munitions sur l(
champ de bataille, avec figures dans le texte. — Vol. d(
100 pages.

LES TRAVAUX DE CAMPAGNE, guide théorique et pratique d(
pionnier d'infanterie, d'après les cours professés (
l'École des travaux de campagne et les ouvrages le(
plus autorisés publiés à l'étranger. — Vol. de 140 page(
orné de 63 gravures (2e édition).

NOTIONS SUR LA VIANDE FRAICHE DESTINÉE A LA TROUPE :

Tome I. — *Généralités sur l'alimentation ; achat de la viande sur pied ; connaissances professionnelles.* — Vol. de 92 pages, orné de nombreuses gravures.

Tome II. — *Marchés ; abattoirs ; boucheries ; distributions, espèces de viande ; transport et entretien du bétail.* — Vol. de 96 pages, orné de nombreuses gravures.

Tome III. — *Ordinaire ; réglementation ; achat de la viande fraîche ; cahier des charges.*

GUIDE-MANUEL DES RÉQUISITIONS MILITAIRES, textes officiels annotés et mis à jour par de L...., licencié en droit, et l'intendant militaire A. T.... — 3 vol. :

Tome Ier. — *Exposé des principes.* — *Textes de la loi du 3 juillet 1877 et du règlement du 2 août 1877, avec notes et commentaires.* — Vol. de 112 pages.

Tome II. — *Recensement et réquisition des chevaux et voitures.* — Vol. de 96 pages.

Tome III. — *Guide pratique des diverses autorités et commissions pour l'application de la loi du 3 juillet 1877.* — *Formules et modèles.* — Vol. de 96 pages.

CONDITIONS CIVILE ET POLITIQUE DES MILITAIRES (Recueil complet des lois, décrets, ordonnances, instructions, décisions et dispositions diverses actuellement en vigueur et relatives aux). — 2 vol. de 128 pages.

RECUEIL COMPLET avec notes et commentaires des LOIS, DÉCRETS, CIRCULAIRES, DÉCISIONS ET INSTRUCTIONS MINISTÉRIELLES EN VIGUEUR, établissant les droits des SOUS-OFFICIERS en matière de rengagement et mariage, retraite et admission aux emplois civils (4e édition). — 2 vol. : le 1er de 112 pages ; le 2e de 144 pages.

RÉSUMÉ DES DISPOSITIONS LÉGISLATIVES ET ADMINISTRATIVES CONCERNANT LES SOUS-OFFICIERS RENGAGÉS ET COMMISSIONNÉS. — Vol. de 112 pages.

CONSEILS AUX JEUNES SOUS-LIEUTENANTS A LEUR SORTIE DE L'ÉCOLE. — Vol. de 64 pages.

DROITS ET DEVOIRS DU SOLDAT, d'après les lois, décrets et règlements les plus récents, par A. de la Villatte, lieutenant-colonel du 5e régiment d'infanterie, O ✪. Ouvrage adopté par le ministère de l'instruction publique pour les bibliothèques scolaires et populaires. — Vol. de 96 pages.

DÉCRET DU 24 AVRIL 1884 SUR LA COMPTABILITÉ DES CORPS DE TROUPE EN CAMPAGNE. — Vol. de 88 p., avec modèles.

MANUEL PRATIQUE DE COMPTABILITÉ, à l'usage des sous-officiers comptables de compagnie. — Vol. in-32 de 80 pages.

CHANTS MILITAIRES, CHANSONS DE ROUTE ET REFRAINS DU BIVOUAC, par le capitaine du Fresnel, du 62e de ligne. — Vol. de 56 pages.

SONNERIES ET MARCHES du règlement du 29 juillet 1884 sur l'exercice et les manœuvres de l'infanterie, avec paroles du capitaine du Fresnel. — Vol. de 96 pages.

LA CAVALERIE DE SECONDE LIGNE EN FRANCE ET A L'ÉTRANGER, par Romuald Brunet. — Vol. de 96 pages.

PASSAGE DES COURS D'EAU A LA NAGE PAR LA CAVALERIE. — Vol. de 64 pages, avec carte et figures.

HISTORIQUE DU 2e RÉGIMENT D'INFANTERIE. — Amérique, 1779-1783. — Fleurus, 1794. — Neuvied, 1797. — Zurich, 1799. — Gênes, 1800. — Friedland, 1807. — Essling, Wagram, 1809. — Polotsk, 1812. — Fleurus, 1815. — Espagne, 1829. — Algérie, 1842, 1848. — Italie, 1859. — Vol. de 128 pages.

HISTORIQUE DU 25e DE LIGNE. — Vol. de 128 pages.

HISTORIQUE DU 30e DE LIGNE. — Vol. de 128 pages.

HISTORIQUE DU 31e DE LIGNE. — Vol. de 64 pages.

HISTORIQUE DU 35e DE LIGNE. — Vol. de 112 pages.

HISTORIQUE DU 56e DE LIGNE, rédigé par le capitaine adjudant-major Telmat (2e édition). — Vol. de 120 pages.

HISTORIQUE DU 62e DE LIGNE. — Vol. de 96 pages.

HISTORIQUE DU 64e DE LIGNE. — Vol. de 64 pages.

HISTORIQUE DU 65e DE LIGNE. — Vol. de 128 pages.

HISTORIQUE DU 69e DE LIGNE. — Vol. de 128 pages.

HISTORIQUE DU 71e DE LIGNE. — Vol. de 72 pages.

HISTORIQUE DU 72e DE LIGNE. — Vol. de 128 pages.

HISTORIQUE DU 86e DE LIGNE. — Vol. de 96 pages.

STORIQUE DU 92e DE LIGNE. — Vol. de 96 pages.

STORIQUE DU 91e DE LIGNE. — Vol. de 128 pages.

STORIQUE DU 3e ZOUAVES. — Vol. de 120 pages.

STORIQUE DU 10e BATAILLON DE CHASSEURS A PIED. — Vol.
dd 80 pages.

STORIQUE DU 3e RÉGIMENT DU GÉNIE, publié avec l'autorisation du Ministre de la guerre (2e édition). — 3 volumes.

STORIQUE DU 1er RÉGIMENT DE SPAHIS. — Vol. de 96 pages.

M. Henri Charles-Lavauzelle se met à la disposition de tous les chefs de
ps pour publier l'historique de leur régiment dans la série de la *Petite
iothèque de l'Armée française*.

LA COLLECTION COMPRENDRA 300 VOLUMES

MODE DE SOUSCRIPTION. — Chaque volume de la *Petite Bibliothèque de
rmée française* ne coûtant, *broché*, que 0 fr. 30 (0,35 *franco* par la poste),
0 fr. 60 *relié* toile, il importe au plus haut point d'éviter des frais sup-
mentaires de correspondance. On peut y souscrire en adressant à l'Édi-
r une demande d'un certain nombre de volumes à expédier au fur et à
sure qu'ils paraîtront, accompagnée d'un mandat postal représentant leur
x à raison de 0,35 centimes l'un, si on les désire *brochés*, de 0 fr. 60 pour
avoir richement reliés en toile.

M. les Officiers désireux de venir en aide à notre Comité d'études et de
action sont priés de nous faire connaître le sujet qu'ils sont décidés à
iter, aussitôt que leur choix sera définitivement arrêté.

Les manuscrits, écrits lisiblement et au RECTO SEULEMENT, *devront être
essés à l'Éditeur comme papiers d'affaires recommandés.*

Administration, Recrutement, Comptabilité.

ANUEL DU SERVICE DES HÔPITAUX, à l'usage des candidats
aux emplois d'officier d'administration, par S. Poulard,
professeur à l'École d'administration de Vincennes, licencié en droit. — Vol. in-8° de 306 pages............ 6   »

CRET DU 10 NOVEMBRE 1887 modifiant les règlements en
vigueur sur l'ADMINISTRATION et la COMPTABILITÉ des
corps de troupe. — Vol. in-8° de 154 pages, *franco*.   » 90

ADE-MECUM ADMINISTRATIF de MM. les capitaines commandants et des sous-officiers comptables, par un officier
d'administration. — Vol. in-8° de 244 pages.......,   2   »

* NOTIONS DE DROIT INTERNATIONAL destinées à MM. les officiers de l'armée active, de la réserve et de l'armée territoriale, et suivies d'un memento à l'usage des sous-officiers, caporaux et soldats. — Br. in-32 de 128 pages.   1 25

LA MOBILISATION, mesures préparatoires en temps de paix,
recrutement et réquisitions militaires. Devoirs des mu-
nicipalités en temps de guerre d'après les lois et règlements en vigueur, par Edm. Pascal. — Vol. grand in-8
de 400 pages, avec formules et tableaux...........   10 »

AIDE-MÉMOIRE DES FONCTIONNAIRES DE L'INTENDANCE EN
CAMPAGNE. — Vol. in-8º de 396 pages, relié toile
anglaise ....   6 »

INSTRUCTION DU 31 MARS 1887, pour l'exécution du service
des LITS MILITAIRES, à partir du 1er avril 1887. — Br.
in-8º de 20 pages, *franco*....................   » 30

RÈGLEMENT DU 8 JUIN 1883, sur le service de la SOLDE et sur
les REVUES; édition de 1887 mise à jour jusqu'au 1er avril
1887. — Vol. in-8º de 196 pages, *franco*..........   1 60

RÈGLEMENT SUR LE SERVICE DE L'ARMEMENT, approuvé le
30 août 1884. — Br. de 204 pages................   2 50

TARIF PROVISOIRE DES PRIX DES RÉPARATIONS, approuvé le
6 septembre 1887 (armes modèle 1874 et modèle 1866-74,
fusil modèle 1884, fusil modèle 1885 et modèle 1874-1885,
fusil modèle 1886, revolver modèle 1873, armes blanches.
— Br. de 112 pages, *franco*....................   » 95

RÈGLEMENT SUR LE SERVICE ET L'ENTRETIEN DU HARNACHE-
MENT DE L'ARTILLERIE ET DES ÉQUIPAGES MILITAIRES, dans
les corps de troupe et dans les établissements (11 juin
1883) ....   » 40

INSTRUCTION MINISTÉRIELLE DU 2 DÉCEMBRE 1886, réglant le
fonctionnement de la MASSE DE PETIT ÉQUIPEMENT. —
Br. in-8º de 16 pages, *franco*..................   » 25

RECUEIL DES DOCUMENTS OFFICIELS visés par l'instruction
du 2 décembre 1886, réglant le fonctionnement de la
MASSE DE PETIT ÉQUIPEMENT. — Br. in-8º..........   » 25

* ORDONNANCE DU 10 MAI 1844, portant règlement sur l'ADMI-
NISTRATION ET LA COMPTABILITÉ des corps de troupe,
modifiée par les décrets des 7 août 1875 et 1er mars 1880.

extrait établi suivant décision du 29 juin 1883 du Ministre de la guerre. — Vol. in-32, cartonné, de 198 pa-
ges.. » 80

ARRÊTÉ MINISTÉRIEL DU 30 MARS 1887, relatif à l'inscription
sur les livrets, les registres matricules et les états de
services de l'ÉTAT CIVIL, DES SERVICES EN CAMPAGNE,
etc.. *franco* » 25

EXTRAITS DES RÈGLEMENTS ET INSTRUCTIONS SUR L'ADMINIS-
TRATION, LES APPELS ET LA MOBILISATION DES RÉSER-
VISTES ET DISPONIBLES, à l'usage des troupes d'infante-
rie. — Vol. in-8° de 240 pages..................... 2 50

INSTRUCTION SUR LES CONDITIONS D'ADMISSION DES ENFANTS
DE TROUPE. — Br. in-32 de 32 pages................ » 50

GUIDE PRATIQUE DU SOLDAT DANS SES FOYERS, par M. le capitaine Vève. — Br. de 126 pages........ *franco* » 30

DÉCISION MINISTÉRIELLE DU 24 OCTOBRE 1887, portant adop-
tion et description de la TENUE DE VILLE DES SOUS-
OFFICIERS RENGAGÉS ET COMMISSIONNÉS. — Br. in-8° de
64 pages.. *franco* » 60

RÈGLEMENT ET INSTRUCTION DU 16 NOVEMBRE 1887 SUR LE
SERVICE DE L'HABILLEMENT DANS LES CORPS DE TROUPE;
modèles, tableaux et tarifs. — Br. in-8° de 168 pages
                                              franco » 70

INSTRUCTION MINISTÉRIELLE DU 22 NOVEMBRE 1887, relative à
la formation et au renouvellement dans les magasins administratifs des approvisionnements de toute nature du
service de l'HABILLEMENT et du CAMPEMENT. — Br. in-8°
de 76 pages................................... *franco* » 70

INSTRUCTION DU 15 JANVIER 1888 sur la manière de manu-
tentionner et d'entretenir LES EFFETS dans les magasins
administratifs. — Br. in-8°.................... *franco* » 25

INSTRUCTION DU 16 MARS 1887 SUR L'HABILLEMENT DES ÉCOLES
DES SOUS-OFFICIERS ET ÉLÈVES OFFICIERS (note relative
à l'habillement des élèves stagiaires de l'École d'administration). — Br. in-8° de 16 pages........ *franco* » 25

VADE-MECUM DE L'OFFICIER D'APPROVISIONNEMENT. — Nouvelle édition, revue, corrigée et augmentée, avec appendice,

Contenant, avec l'instruction du 17 mars 1883, les modèles et les notices qu
i vont suite : 1° La circulaire du 14 mars 1883 sur le groupement e
l'administration des isolés; — 2° La circulaire du 13 août 1879 portan
création d'un nouveau tarif d'indemnité journalière; — 3° Des rensei
gnements utiles sur les premiers soins à donner aux chevaux, en l'ab
sence du vétérinaire; — 4° Plusieurs tarifs suivis d'instructions prati
qués sur leur application; — 5° Une notice spéciale sur l'organisation e
le fonctionnement des services administratifs pendant les grandes ma
nœuvres; — 6° Une notice sur le service d'alimentation en campagne
— 7° Des renseignements sur la qualité des denrées alimentaires et le
moyens de reconnaître si elles sont de bonne qualité; — 8° Un résumé
aussi complet que possible, des principes mathématiques pour le mesu
rage, le pesage et le jaugeage des denrées de toute nature.

Vol. de 310 pages, richement relié en toile anglais
gaufrée... 5

INSTRUCTION DU 30 AOUT 1885, sur le fonctionnement d
service de l'ALIMENTATION EN TEMPS DE GUERRE. — Br
in-32 de 78 pages................................... » 5

CODE-MANUEL DES RÉQUISITIONS MILITAIRES. Textes officiel
annotés et mis à jour par de L..., licencié en droit, e
l'intendant militaire A. T... — 3 vol. :

    *Tome 1er. — Exposé des principes; texte de la loi du
3 juillet 1877 et du règlement du 2 août 1877*, avec note
et commentaires. — Br. in-32 de 112 pages......... » 3

    Richement relié toile........................... » 6

    *Tome II. — Recensement et réqussition des chevaux
et voitures.* — Br. in-32 de 96 pages............. » 3

    Richement relié toile........................... » 6

    *Tome III. — Guide pratique des diverses autorités e
commissions pour l'application de la loi du 3 juille.* 1877
Formules et modèles. — Br. in-32 de 96 pages... » 3

    Richement relié toile........................... » 6

SUPPLÉMENT AU CODE-MANUEL DES RÉQUISITIONS MILITAIRES
— Instruction du 21 juillet 1886 pour le règlement des
dommages causés aux propriétés privées par les ma
nœuvres ou exercices exécutés par les corps de troupe
— Vol. in-32.................................... » 3

DÉCRET DU 24 AVRIL 1884 SUR LA COMPTABILITÉ DES CORPS
DE TROUPE EN CAMPAGNE, avec rapport au Ministre, ins
truction et modèles. — Broché................... » 3

Relié toile gaufrée.......................... » 60

MANUEL PRATIQUE DE COMPTABILITÉ, à l'usage des sous-officiers comptables de compagnie, — Vol. in-32 de
80 pages................................... » 35

Richement relié toile,...................... » 60

RÈGLEMENT DU 23 OCTOBRE 1887 SUR LA GESTION DES ORDI-
NAIRES. — Br. in-8o......................... » 50

RÈGLEMENT DU 30 JUIN 1856 SUR LE SERVICE DU CASERNEMENT.
— Br. in-8o................................. 2 »

DÉCRET DU 27 NOVEMBRE 1887, portant règlement sur le
service du CHAUFFAGE dans les corps de troupe..... » 40

MANUEL SUR LES PENSIONS DE RETRAITE des officiers, sous-
officiers, brigadiers, caporaux, soldats ou gendarmes,
et sur les pensions des veuves et secours aux orphelins,
avec tarifs. — Br. in-8o de 58 pages, avec nombreux tableaux (4e édition)......................... 1 »

CLASSIFICATION DES BLESSURES ET INFIRMITÉS OUVRANT DES
DROITS A LA PENSION DE RETRAITE (23 juillet 1887). —
Br. in-8o de 20 pages, *franco*............... » 35

TRAITÉ DES PENSIONS CIVILES ET MILITAIRES, par M. Adrien
Bavelier, ancien avocat à la cour de cassation.
Tome I. — *Pensions civiles.*
Tome II. — *Pensions militaires des armées de terre et
de mer.*
Les 2 vol. in-8o.......................... 12 »

LOI SUR L'ADMINISTRATION DE L'ARMÉE, promulguée le
16 mars 1882. — Br. in-32................... » 15

ARMÉE FRANÇAISE, — QUESTIONS ADMINISTRATIVES, par
M. Truchot, officier d'administration en retraite. —
Vol. in-8o................................. 3 »

FRANCE ET ADMINISTRATION MILITAIRE, par le même. —
Vol. in-8o................................. 3 »

LOIS, DÉCRETS, CIRCULAIRES réglementant la fabrication,
l'emploi et le transport de la dynamite et du coton-
poudre ; textes officiels annotés et coordonnés à l'usage
de la gendarmerie nationale, par le commandant Dumas-
Guillin. — Vol. in-8o de 84 pages............ 1 »

Théories, Règlements, Publications officielles

TOUTES ARMES

* Décret du 23 octobre 1883 portant règlement sur le SERVICE DANS LES PLACES DE GUERRE ET LES VILLES DE GARNISON, (14e édition). — Vol. in-32 cartonné de 280 pages 1

Organisation du commandement des places fortes. — Br. in-8o de 24 pages *franco* .... » 3

* Décret du 26 octobre 1883 portant règlement sur le service des armées en campagne (14e édition). — Vol. in-3 cartonné de 288 pages 1

* Instruction relative à la confection et au mode d'emploi des cartouches du tir réduit .... » 4

* Extrait de l'instruction ministérielle du 27 janvier 1882 sur le tir réduit. — Br. in-32 .... » 1

* Règlement du 20 novembre 1884, concernant les soins et précautions à prendre pour la conservation des poudres et munitions de guerre dans les magasins. — Br. in-3 de 48 pages .... » 5

* Extrait de l'instruction ministérielle du 30 août 188 sur l'entretien des armes et des munitions. (Carabin de cavalerie avec baïonnette et carabine de gendarmerie avec sabre-baïonnette, revolver et armes blanches, munitions.) — Br. in-32 de 64 pages .... » 3

* Instruction ministérielle du 15 janvier 1874 sur la nomenclature, le démontage, le remontage et l'entretien du revolver modèle 1873. — Br. in-32 .... » 3

Manuel du soldat en campagne. — Br. in-32 .... » 5

Dispositions relatives a l'exécution des manœuvres d'automne en 1887, *franco* .... » 1

* **DISPOSITIONS RELATIVES AUX CANTONNEMENTS ET AUX MARCHES DANS LES ALPES**, pendant l'année 1887. — Br. in-8º de 24 pages, *franco* .... » 30

* **LES TRANSPORTS PARTICULIERS DE LA GUERRE** (extrait de l'instruction ministérielle du 25 mars 1886), contenant tout ce qui intéresse MM. les officiers et assimilés, les sous-officiers mariés, les chefs ouvriers et les gendarmes. — Br. in-32 .... » 30

* **INSTRUCTION SPÉCIALE POUR LE TRANSPORT DES TROUPES PAR LES VOIES FERRÉES.** — Extrait du règlement général pour les transports militaires (décret du 1er juillet 1874).
   * Infanterie (édition de 1886) .... 1 »
   * Cavalerie (édition de 1886) .... 1 »
   * Artillerie .... 1 »

* **INSTRUCTION POUR L'EMBARQUEMENT ET LE DÉBARQUEMENT DES TRAINS MILITAIRES.** — Vol. in-32, avec 2 planches .... » 30

* **ANNEXE A L'INSTRUCTION SPÉCIALE POUR LE TRANSPORT DES TROUPES D'ARTILLERIE ET DU TRAIN DES ÉQUIPAGES PAR LES VOIES FERRÉES**, approuvée le 23 mars 1887. — Br. in-32 de 20 pages .... » 30

* **CODE DES SIGNAUX SUR LES CHEMINS DE FER FRANÇAIS**, adopté par arrêté ministériel du 15 novembre 1885, avec figures. — Br. in-32 .... » 50

* **INSTRUCTION POUR LA CORRESPONDANCE PAR SIGNAUX** dans les corps de troupe .... » 60

* **EXTRAIT DE L'INSTRUCTION POUR LA CORRESPONDANCE PAR SIGNAUX** .... » 05

RECUEIL COMPLET, avec notes et commentaires, des LOIS, DÉCRETS, CIRCULAIRES, DÉCISIONS et INSTRUCTIONS MINISTÉRIELLES EN VIGUEUR, établissant les droits des sous-officiers en matière de rengagement et mariage, retraite et admission aux emplois civils. — 2 vol. in-32.
   Brochés .... » 70
   Richement reliés toile 1 20

* **INSTRUCTION DU 10 MARS 1886**, sur les EMPLOIS CIVILS ET MILITAIRES attribués aux sous-officiers rengagés et commissionnés .... » 30

Résumé des dispositions législatives et administratives concernant les sous-officiers rengagés et commissionnés. — Vol. in-32 de 112 pages, broché...   » 35
Richement relié toile..........................   » 60

Droits et devoirs du soldat de l'armée active, de la réserve et de l'armée territoriale, d'après les lois, décrets et règlements les plus récents, par A. de la Villatte, lieutenant-colonel du 5e régiment d'infanterie, officier d'académie. Ouvrage adopté par le ministère de l'instruction publique pour les bibliothèques scolaires et populaires (édition, entièrement refondue). — Vol. in-32 de 96 pages, broché...................   » 35
Richement relié toile....................   » 60

* Obligations imposées par la loi aux réservistes et territoriaux. — Br. in-32.................   » 25

* Instruction ministérielle du 22 mars 1886, pour les convocations annuelles de l'armée territoriale. — Vol. in-32 de 96 pages.................   » 60

* Loi du 19 mai 1834, sur l'état des officiers. — Br. in-32 de 16 pages.....................   » 20

Tableau d'avancement des officiers de tous grades et assimilés pour l'année 1888. — Br. in-8o de 64 pag.   » 60

Aide-mémoire de l'officier d'état-major en campagne, dernière édition mise à jour. — Beau vol. de 360 pages, avec nombreux tableaux et croquis............   5   »

Décret du 21 décembre 1886, portant réorganisation du service dans les états-majors. — Br. in-fo tellière de 36 pages, avec marge pour annotations, *franco*.   1   »
Le même décret sur format in-8o, *franco*......   » 50

Décret du 27 décembre 1886, portant création d'un corps spécial d'interprètes de réserve. — Br. in-8o de 12 pages, *franco*.........................   » 25

Instruction du 4 avril 1887 sur les inspections générales des corps de troupe (Dispositions communes à toutes les armes), net et *franco*.............   » 65

Instruction du 4 avril 1887 sur les revues trimestrielles et le service courant, *franco*............   1 50

* Programme du 7 mars 1883 sur les connaissances exi-

LIVRETS POUR TOUTES ARMES

* Livret de la masse de prison des détenus...... » 30

(Pour les Livrets d'infanterie, cavalerie et artillerie, voir aux chapitres spéciaux.)

Infanterie de ligne, de la marine et génie.

Aide-mémoire de l'officier d'infanterie en campagne. — Vol. de 294 pages, avec 5 planches, relié toile (2ᵉ édition).. 5 »

Aide-mémoire de l'officier du génie en campagne (édition de 1886). — Vol. in-8ᵒ de 368 pages, relié toile (2ᵉ édition)............................ 5 »

* Règlement du 29 juillet 1884 sur l'exercice et les manœuvres de l'infanterie.

   * Titre I : *Bases de l'instruction.* — Titre II : *Ecole du soldat,* avec planches. — Vol. in-32, cartonné, de 19 pages (6ᵉ édition)......................... » 7

   * Titre III : *Ecole de compagnie.* — Vol. in-32, cartonné, de 132 pages (6ᵉ édition)............. » 6

   * Titre IV : *Ecole de bataillon.* — Vol. in-32, cartonné de 108 pages (4ᵉ édition)..................... » 6

   * Titre V : *Ecole de régiment.* Application aux unités plus fortes. Instruction pour les revues et les défilés. — Vol. in-32 de 80 pages, avec 14 planches.......... » 7

   * Batteries et sonneries. — Vol in-32, cartonné, de 76 pages................................. » 6

Instruction pour le combat modifiant le règlement du 29 juillet 1884.

   * Fascicule nᵒˢ 1 et 2 : *Exposé des principes.....* »
   *   —   nᵒ 3 : Titre III, *Ecole de compagnie* »
   *   —   nᵒ 4 : Titre IV, *Ecole de bataillon..* »
   *   —   nᵒ 5 : Titre V, *Ecole de régiment...* »

*lement du 20 juillet 1884 sur l'exercice et les manœuvres
e l'infanterie, contenant les modifications apportées par
 mise en service des fusils modèles 1884-1885 et 1886, et
ur l'Instruction sur le combat.*

   • Titre I : *Bases de l'instruction*. — Titre II : *École du
soldat*, avec planches. — Vol. in-32, cartonné, de 238
pages.. » 90

   • Titre III : *École de compagnie*. — Vol. in-32, cartonné, de 138 pages, avec planches..................... » 80

   • Titre IV : *École de bataillon*. — Vol. in-32, cartonné.
de 140 pages, avec planche.............................. » 80

   • Titre V : *École de régiment*. Application aux unités
plus fortes. Instruction pour les revues et les défilés. —
Vol. in-32 de 96 pages, avec planches................. 1 »

MODIFICATION A APPORTER AU RÈGLEMENT DU 20 JUILLET
1884, par suite de la mise en service du FUSIL MODÈLE
1884 et 1885.

   • Titre II.. » 25

   • Titres III et IV... » 05

ÉCOLE DES GUIDES. — Renseignements généraux. — Place
et rôle des serre-files. — Fonctions spéciales. — Fonctions des guides dans les manœuvres à rangs serrés. —
Places et fonctions des serre-files, des guides et du
fourrier dans la colonne de route et dans la colonne
contre la cavalerie. — Renseignements généraux. —
Fonctions des guides dans les manœuvres du bataillon
à rangs serrés. Fonctions spéciales. — Généralités. —
Règle pour le tracé des lignes et moyens d'assurer la
direction lorsque plusieurs bataillons sont placés sous
le même commandement. — Extrait de l'instruction pour
les revues et défilés. — Vol. de 96 pages, relié..... » 60

DÉCRET DU 28 DÉCEMBRE 1883, portant règlement sur le
SERVICE INTÉRIEUR DES TROUPES D'INFANTERIE, mis à
jour jusqu'au mois d'août 1886. — Vol. in-32, cartonné,
de 432 pages, avec nombreux tableaux (14e édition) (Tirage de septembre 1887)............................... 1 50

* EXTRAIT DU DÉCRET DU 28 DÉCEMBRE 1883, portant règl
ment sur le SERVICE INTÉRIEUR DES TROUPES D'INFA
TERIE, à l'usage des sous-officiers et caporaux. — V
in-32, cartonné, de 197 pages........................ »

* EXTRAIT, PAR DEMANDES ET PAR RÉPONSES, DU DÉCRET
23 OCTOBRE 1883, portant règlement sur le SERVI
DANS LES PLACES DE GUERRE ET LES VILLES DE GARNISO
à l'usage des sous-officiers et caporaux d'infanterie.
Vol. in-32, cartonné, de 104 pages.................. »

* EXTRAIT, PAR DEMANDES ET PAR RÉPONSES, DU DÉCRET
26 OCTOBRE 1883, portant règlement sur le SERVICE D
ARMÉES EN CAMPAGNE, et de l'INSTRUCTION DU 9 MAI 18
SUR CE MÊME SERVICE, à l'usage des sous-officiers
caporaux d'infanterie. — Vol. in-32 de 232 pages.. »

* MANUEL D'INFANTERIE A L'USAGE DES ÉLÈVES CAPORAUX
ASPIRANTS SOUS-OFFICIERS des pelotons d'instructi
conforme au programme annexé à l'instruction du 19
vembre 1884. — 2 vol. solidement reliés en toile angla
(4e édition).

> TOME I. — Éducation morale du soldat. — École
soldat, de l'escouade et de la demi-section. — Extrait
Manuel de gymnastique. — Extrait du service intérie
— Extrait du service des places. — Fort vol. in-32
608 pages 2

> Tome II. — École des guides. — Manœuvre du can
— Obligations des réservistes et territoriaux. — Étu
de la loi sur le rengagement des sous-officiers. — T
vaux de campagne (outillage et fortification passagè
Topographie et lecture des cartes. — Service de l'inf
terie en campagne. — Rencaissement des armes à feu
des cartouches. — Fort vol. in-32 de 640 pages... 2

* QUESTIONNAIRE COMPLET DES CONNAISSANCES NÉCESSAI
AUX ÉLÈVES CAPORAUX DES PELOTONS D'INSTRUCTION
l'usage des officiers, sous-officiers et caporaux instr
teurs, des élèves caporaux et des engagés conditionne
conforme au programme annexé à l'instruction du 19
vembre 1884 et aux dernières décisions ministérielles.
Vol. in-32, cartonné, de 120 pages (4e édition).... »

* GUIDE DE L'ÉLÈVE CAPORAL, conforme à la dernière

truction ministérielle du 19 novembre 1881, sur l'organisation et le fonctionnement d'un peloton d'instruction dans les corps de troupe d'infanterie. — Vol. in-18, cartonné, de 581 pages.......................... 1 50

LES THÉORIES DANS LES CHAMBRES, par le capitaine Heumann, O ♀.

Premier volume : *Education militaire du soldat.* — Chapitre Ier : La guerre. Nécessité des armées permanentes. — II. Comment l'on devient soldat. Devoirs des réservistes. Organisation de l'armée. — III. Le Drapeau. La Croix de la Légion d'honneur. — IV. L'armée et la patrie. Patriotisme. Honneur. — V. Des ruses de guerre. — VI. Notions d'hygiène. — Appendice. La convention de Genève. Traitement des prisonniers. Quelques renseignements sur les armées étrangères. Questionnaire. (4e édit.). In-32 de 160 p., relié toile.   » 75

Deuxième volume : *Instruction militaire* (en conformité avec les nouveaux règlements). Chapitre Ier : Service intérieur. — II. Service des places. — III. Service en campagne. — IV. Embarquement en chemin de fer. — V. Mobilisation. — VI. Renseignements pour les troupes en campagne. — VII. Droit international en campagne. — VIII. Outils. Travaux de fortifications (avec planches). — IX. Tir. — X. Progression des théories à faire. — XI. Questionnaire. (3e édition). — Vol. in-32 de 302 pages, relié toile..... 1 25

INSTRUCTION PRATIQUE DU SOLDAT ET DE LA COMPAGNIE D'INFANTERIE, avec progressions et programmes détaillés, par C. Le Grand, capitaine-adjudant-major au 71e de ligne. — Vol. in-32 de 118 pages, cartonné....... » 75

INSTRUCTION THÉORIQUE DU SOLDAT, ou théories dans les chambres par demandes et réponses, par le même. — Vol. in-32 de 220 pages, cartonné................... 1 »

MÉTHODE D'ENSEIGNEMENT POUR L'INSTRUCTION DU SOLDAT ET DE LA COMPAGNIE, conforme aux prescriptions des règlements des 23 26 octobre, 28 décembre 1883 et 29 juillet 1884, par J. Bailly, capitaine au 90e de ligne. — Vol. de 128 pages, avec plans et croquis..................... » 35

Relié toile................................. » 60

INSTRUCTION DU 19 NOVEMBRE 1884 sur l'organisation et le fonctionnement des PELOTONS D'INSTRUCTION dans les corps de troupe d'infanterie, suivie de la marche annuelle de l'instruction dans les mêmes corps. — Br. in-32 de 48 pages.. » 40

INSTRUCTION DU 22 juin 1886 POUR L'ADMISSION DES SOUS-OFFICIERS A L'ÉCOLE MILITAIRE D'INFANTERIE, complétée par le programme du 31 juillet 1879 et le décret du 11 octobre 1886. — Br. in-32................. » 50

DÉCRET DU 4 NOVEMBRE 1886, portant réorganisation et programme pour L'ÉCOLE D'ARTILLERIE ET DU GÉNIE » 50

INSTRUCTION DU 15 MAI, relative à l'application aux TROUPES DU GÉNIE du décret du 23 décembre 1883, sur le SERVICE INTÉRIEUR. — Br. in-32 de 32 pages...... » 30

RÈGLEMENT DU 21 AOUT 1887, sur l'organisation et l'administration des SECTIONS TECHNIQUES D'OUVRIERS DES CHEMINS DE FER EN CAMPAGNE. — Br. in-8o... » 50

ÉTAT DU CORPS DU GÉNIE POUR 1887. — Vol. de 260 pages :
  Pour les officiers en activité : broché............ 1 50
  —   —   relié............. 2 »
  Pour les autres acquéreurs : broché........... 3 »
  —   —   relié............. 4 »

RÈGLEMENT SUR L'ORGANISATION DES TROUPES DU GÉNIE AFFECTÉES AU SERVICE DES CHEMINS DE FER. — Br. in-8o de 16 pages.................................... » 30

INSTRUCTION PRATIQUE DES CADRES DE L'INFANTERIE, approuvée par le Ministre de la guerre le 15 décembre 1876. — Vol. in-32 broché............................ » 15

INSTRUCTION PRATIQUE DES CADRES DU 17 OCTOBRE 1885, suivie de l'EXTRAIT DE L'INSTRUCTION DU 9 MAI 1885. — Vol. cartonné de 16 pages....................... » 15

INSTRUCTION SUR LES MANŒUVRES DE BRIGADES AVEC CADRES POUR L'INFANTERIE, du 26 février 1877. — Vol. in-32 cartonné.. » 25

INSTRUCTION DU 31 JANVIER 1884 POUR LES EXERCICES DE CADRES DE LA BRIGADE D'INFANTERIE. — Br. in-32, 16 pages... » 25

DÉCISION MINISTÉRIELLE modifiant la TENUE DES OFFICIERS ET ADJUDANTS D'INFANTERIE. — Vol. in-32 de 16 pages » 25

MODIFICATIONS A LA DÉCISION MINISTÉRIELLE DU 20 AOUT 1886, sur le KÉPI DE 1re TENUE de l'infanterie et des sections diverses. — Br. in-8º de 16 pages...................... » 25

* RÉGLEMENT DU 23 FÉVRIER 1883, sur le fonctionnement de la MASSE D'ENTRETIEN DU HARNACHEMENT ET FERRAGE dans les corps de troupe d'infanterie. — Br. de 8 pages.. » 20

* EXTRAITS DES RÉGLEMENTS ET INSTRUCTIONS SUR L'ADMINIS-TRATION, LES APPELS ET LA MOBILISATION DES RÉSER-VISTES ET DISPONIBLES, à l'usage des troupes d'infanterie. — Vol. in-8º de 24 pages.......................... 2 50

Le même volume pour les demandes collectives...... 2 »

* LA TACTIQUE DE LA COMPAGNIE ET DU BATAILLON A L'É-TRANGER ET EN FRANCE d'après les règlements de manœu-vres. — Vol. in-8º de 118 pages.................... 2 »

* LA TACTIQUE DE L'INFANTERIE FRANÇAISE EN 1887. (Extrait de la *Revue d'Infanterie*). — Br. in-8º de 32 pages. » 6)

INSTRUCTION DE LA COMPAGNIE DANS LE SERVICE EN CAMPAGNE, par le capitaine baron Ernest Wirbach, traduit de l'alle-mand par le lieutenant D. Jung, attaché au ministère de la guerre. — Vol. in-8º de 276 pages........... 4 »

CONSEILS PRATIQUES SUR LE PERFECTIONNEMENT DE L'INFAN-TERIE DANS LE SERVICE DE CAMPAGNE, pour officiers et sous-officiers, traduit de l'allemand par le major Waver, de l'armée belge. — Br. de 54 pages............... 1 50

MANUEL DU VOLONTAIRE D'UN AN ET DU SOUS-OFFICIER DANS L'INFANTERIE, d'après le programme fixé par le règle-ment du 7 février 1873, par MM. N. Ney, capitaine au 36º de ligne, et A. de La Villatte, lieutenant-colonel du 5º de ligne (7º édition). — Vol. in-18.............. 4 »

GUIDE DU SOUS-OFFICIER ET DU CAPORAL D'INFANTERIE sur la place d'exercice, en terrain varié et sur le champ de bataille. Manuel rédigé en vue de répondre aux ques-tions ci-après des programmes annexés à la circulaire du 3 septembre 1882, savoir : 1º Principes de discipline et d'éducation morale, — 2º École des guides à l'école de compagnie et à l'école de bataillon; — 3º Fonctions des caporaux dans la colonne de route; — 4º Place et fonctions des caporaux et sous-officiers dans les revues et défilés; — 5° Rôle et devoirs des caporaux et sous-officiers dans le combat en ordre dispersé (2° partie de l'école de compagnie). — Vol. in-32 de 128 pages (2° édition) broché.. » 35

     Richement relié toile.. » 60

es Outils du pionnier d'infanterie, d'après l'instruction ministérielle du 8 août 1880, complétée et rectifiée à l'aide des documents officiels les plus récents. — 25 figures intercalées dans le texte. — Vol. in-32 de 84 pages, broché.. » 35

     Richement relié toile.. » 60

es Cartouches et le caisson d'infanterie, avec figures dans le texte. — Volume in-32 de 100 pages, broché. » 35

     Richement relié toile.. » 60

ôle des tambours, clairons, musiciens et sapeurs. — Br. in-32 de 48 pages.. » 60

onneries et marches du règlement du 29 juillet 1884, sur l'exercice et les manœuvres de l'infanterie, avec paroles du capitaine du Fresnel. — Vol. de 96 pages.

     Broché... » 35

     Relié... » 60

onnement d'un an à la Revue d'infanterie, publication périodique, 96 pages in-8°.

     France... 20 »

     Colonies et étranger.. 25 »

LIVRETS

che reliure en toile gaufrée avec barrette déposée.) — (Le nombre de feuillets peut être augmenté ou diminué.)

avret de l'officier de peloton (28 décembre 1883), contenant 150 feuillets imprimés............................ 3 »

avret d'adjudant, contenant 170 feuillets.......... 3 »

avret d'adjudant contenant 350 feuillets (peut en contenir 500).. 5 »

avret du sergent de section, contenant 92 feuill. 2 50

euillets mobiles séparés (indiquer l'espèce). le cent. 1 25

Couvertures... » 5
Barrelles en cuivre.. » 5
* LIVRET DE CAPORAL D'ESCOUADE, cartonné, contenant 3
    pages... » 4
* CONTROLE PAR RANG DE TAILLE, intérieur peau d'âne. » 6

(Les livrets pour l'infanterie de marine et le génie
sont aux mêmes prix.

Cavalerie.

MANUEL DU DYNAMITEUR. — LA DYNAMITE DE GUERRE ET L
    COTON-POUDRE. *Leur fabrication, leur conservation, leu*
    transport et leur emploi, d'après les règlements en v
    gueur, avec 48 gravures, par le commandant Dumas
    Guilin. — Vol. in-18 de 388 pages.............. 4
* DÉCRET DU 31 MAI 1882, portant règlement sur les EXE
    CICES DE LA CAVALERIE, revisant et complétant le d
    cret du 17 juillet 1876. — 2 vol. in-32, avec figures dan
    le texte :
      Tome premier. — *Rapports. Titres I et II,* 368 page
    cartonné.. 1 5
      Tome second. — *Titres III et IV,* 290 pages; ca
    tonné.. 1 5
* INSTRUCTION PRATIQUE SUR LE SERVICE DE LA CAVALER
    EN CAMPAGNE, approuvée par le Ministre de la guerre,
    10 juillet 1884. — Vol. in-32 cartonné, de 296 page
    (4e édition modifiée)............................. 1
* MODIFICATION A L'INSTRUCTION DU 10 JUILLET 1884, su
    LE SERVICE DE LA CAVALERIE EN CAMPAGNE. — Fasc
    cule in-32 de 16 pages........................... » 2
* INSTRUCTION SUR LES MANŒUVRES DE BRIGADE AVEC C
    DRES, POUR LA CAVALERIE, du 24 juin 1877. — Vo
    in-32 broché.................................... » 2

INSTRUCTION SUR LE SERVICE DE LA CAVALERIE ÉCLAIRANT UNE ARMÉE, approuvée par le Ministre de la guerre, le 27 juin 1876. — Vol. in-32 broché.................... » 20

DÉCRET DU 28 DÉCEMBRE 1883, portant règlement sur le SERVICE INTÉRIEUR DES TROUPES DE CAVALERIE (6e édition). — Vol. in-32 cartonné de 400 pages......... 1 50

RÈGLEMENT SUR L'INSTRUCTION DU TIR DES TROUPES DE CAVALERIE, approuvé par le Ministre de la guerre, le 17 août 1884. — Vol. in-32 cartonné de 216 pages, avec nombreux dessins (6e édition)...................... 1 »

INSTRUCTION SOMMAIRE SUR LA CONDUITE DES VOITURES EN GUIDES DANS LA CAVALERIE, approuvée par le Ministre de la guerre, le 26 mars 1887. — Br. in-32 de 44 pages.. » 25

EXTRAIT DE L'INSTRUCTION MINISTÉRIELLE DU 30 AOUT 1884, SUR L'ENTRETIEN DES ARMES ET DES MUNITIONS. — Carabine de cavalerie sans baïonnette, revolver et armes blanches, munitions. — Br. in-32 de 64 pages.. » 30

NOMENCLATURE ET DESCRIPTION DÉTAILLÉE DE LA SELLE DE CAVALERIE (modèle 1874). — Br. in-8o de 24 pages. » 30

ARRÊTÉ MINISTÉRIEL DU 6 AVRIL 1883, portant instruction pour l'admission des SOUS-OFFICIERS A L'ÉCOLE D'APPLICATION DE CAVALERIE. — Vol. de 16 pages.... » 50

NOTIONS ÉLÉMENTAIRES DE FORTIFICATION PASSAGÈRE, à l'usage des volontaires d'un an (service de la cavalerie).. » 20

RÈGLEMENT SUR LE SERVICE DES ÉCOLES DANS LA CAVALERIE (Instruction du 17 janvier 1883). — Br. de 32 pages.. » 50

DÉCISION MINISTÉRIELLE DU 18 DÉCEMBRE 1883, portant description d'une nouvelle TENUE DES OFFICIERS ET ADJUDANTS DE CAVALERIE. — Br. in-32 de 20 pages. » 25

LA CAVALERIE ET SES CHEVAUX, par G***. — Br. in-18 jésus... 1 »

L'ENTRAINEMENT, Étude sur la cavalerie, par G***. (Extrait de la *France militaire*). — Br. in-18.............. » 50

LIVRETS

(Riche reliure en toile gaufrée avec barrette déposée.)

* *Feuillets mobiles séparés* (indiquer l'espèce); le cent. . 1 25
  (Le nombre des feuillets peut être augmenté ou diminué.)

Couvertures. . . . . » 50
Barrettes en cuivre. . . . . » 50

Artillerie

EXTRAIT DU RÈGLEMENT SUR LE SERVICE ET L'ENTRETIEN DU HARNACHEMENT DE L'ARTILLERIE ET DES ÉQUIPAGES MILITAIRES dans les corps de troupe et dans les établissements (11 juin 1883). — Vol. de 16 pages. . . . . » 40

INSTRUCTION SUR L'EMPLOI DE L'ARTILLERIE DANS LE COMBAT, approuvée le 1er mai 1887. — Br. in-32 de 86 pages.   50 »

TRAITÉ THÉORIQUE ÉLÉMENTAIRE DE TIR, par le capitaine C. Pilato, du 25e d'artillerie. — Vol. in-32 cartonné de 152 pages. . . . . 1 »

DÉCRET DU 28 DÉCEMBRE 1883, portant règlement sur le SERVICE INTÉRIEUR DES TROUPES DE L'ARTILLERIE ET DU TRAIN DES ÉQUIPAGES MILITAIRES. — Vol. in-32 cartonné de 420 pages. 1 50

EXTRAITS DES DÉCRETS DES 23 OCTOBRE ET 28 DÉCEMBRE 1883, portant règlement sur le SERVICE DANS LES PLACES DE GUERRE ET LES VILLES DE GARNISON, et sur le SERVICE INTÉRIEUR DES TROUPES DE L'ARTILLERIE ET DU TRAIN DES ÉQUIPAGES MILITAIRES. — Vol. in-32 cartonné de 288 pages. . . . . 1 »

APPENDICE AUX BASES GÉNÉRALES DE L'INSTRUCTION DES CORPS DE TROUPE DE L'ARTILLERIE, approuvé par le Ministre de la guerre le 27 septembre 1883. — Br. in-32 de 32 pages. . . . . » 30

INSTRUCTION PROVISOIRE SUR LE SERVICE DE L'ARTILLERIE EN CAMPAGNE, approuvée par le Ministre de la guerre le 10 avril 1873. — Br. in-32. . . . . » 30

* INSTRUCTION SUR LE SERVICE DE L'ARTILLERIE DANS U
  SIÈGE, approuvée par le Ministre de la guerre le 17 m
  1876. — Br. in-32 de 72 pages................... »

* INSTRUCTION SUR L'EMPLOI DU CANON A BALLES DANS L
  CASEMATES POUR LE FLANQUEMENT DES FOSSÉS, approuv
  le 22 juillet (fascicule de 24 pages in-32).......... »

* INSTRUCTION PROVISOIRE SUR LA FORMATION DES POINTEU
  DANS LES CORPS DE TROUPE DE L'ARTILLERIE (2e éd
  tion)... »

* INSTRUCTION SUR LE SERVICE DE LA CARABINE MODÈLE 187
  POUR LES TROUPES D'ARTILLERIE ET DU TRAIN DES ÉQU
  PAGES MILITAIRES, approuvée le 24 mars 1876. — Vc
  in-32, broché..................................... »

* INSTRUCTION SUR LE SERVICE DU MOUSQUETON MODÈLE 187
  POUR LES TROUPES DE L'ARTILLERIE, approuvée par
  Ministre de la guerre le 24 mars 1876. — Vol. in-32
  32 pages.. »

* EXTRAIT DE L'INSTRUCTION MINISTÉRIELLE DU 30 AOUT 188
  SUR L'ENTRETIEN DES ARMES ET DES MUNITIONS. — Mou
  queton avec sabre-baïonnette, revolver et armes bla
  ches, munitions. — Br. in-32 de 48 pages........ »

* MANUEL A L'USAGE DES OFFICIERS D'ARTILLERIE DE
  RÉSERVE ET DE L'ARMÉE TERRITORIALE. *Construction d
  batteries.* — Vol. in-32, 95 pages et 4 planches.... »

* MANUEL A L'USAGE DES OFFICIERS D'ARTILLERIE DE
  RÉSERVE ET DE L'ARMÉE TERRITORIALE. *Batteries de 5,
  7 et de 95 millimètres de campagne.* — Vol. in-18 de
  pages... »

* RÈGLEMENT SUR L'INSTRUCTION A PIED DANS LES CORPS
  TROUPE DE L'ARTILLERIE, approuvé par le Ministre de
  guerre le 25 novembre 1885. — Vol. in-32........ »

* EXTRAIT DU RÈGLEMENT SUR L'INSTRUCTION A PIED DANS L
  CORPS DE TROUPE DE L'ARTILLERIE, approuvé par
  Ministre de la guerre le 25 novembre 1885. — V
  in-32... »

* RÈGLEMENT SUR L'INSTRUCTION A CHEVAL DANS LES COR
  DE TROUPE DE L'ARTILLERIE, approuvé le 20 décembl
  1884. — Vol. in-32 de 204 pages, figures et tableaux; c
  tonné... »

RÈGLEMENT SUR L'ORGANISATION DES PELOTONS D'INSTRUC-
TION DANS LES CORPS DE TROUPE DE L'ARTILLERIE,
approuvé par le Ministre de la guerre le 17 juillet 1876,
— Vol. in-32, broché .... » 20

ADDITION AU TITRE III. — *Règlement provisoire sur le service du mortier de 220 millimètres,* approuvé par le
Ministre de la guerre le 7 mai 1881. — Br. in-32.. » 50

ADDITION AU TITRE III. — *Règlement sur le service des
bouches à feu de petit calibre montées sur affûts de siège
et de place,* approuvé le 21 juillet 1883. — Vol. cartonné
de 96 pages... » 50

ADDITION AU TITRE III. — *Règlement provisoire sur le service des canons de 120 et de 155 millimètres, montés sur
affût de siège muni du frein hydraulique,* approuvé par
le Ministre de la guerre le 25 septembre 1885. — Vol.
cartonné de 116 pages.................................. » 60

ADDITION AU TITRE IV. — *Règlement sur le service du
canon-revolver,* approuvé le 9 septembre 1883. — Vol.
de 48 pages... » 30

ADDITION AU TITRE V, approuvée le 15 août 1875. — *Canon
de 16 et obusier de 22.* — Vol. in-32 de 160 pages, cartonné... 1 »

ADDITION AU TITRE V, approuvée le 21 mai 1880. — *Canon
de 19 et de 24 centimètres, rayé en fonte, tubé et fretté,
monté sur affût de côte en fonte.* — Vol. in-32 de 144
pages, cartonné... 1 »

ADDITION AU TITRE V. — *Règlement sur le service de l'o-
busier de 22 centimètres en fonte, rayé, fretté, monté sur
un affût de côte en fonte et châssis en fonte à pivot central,* approuvé par le Ministre de la guerre le 25 août
1885. — Vol. in-32 de 64 pages........................ » 50

ADDITION AU TITRE VII. — *Instruction sur les manœuvres
de la chèvre de place* nº 1 (modèle 1875), approuvée par
le Ministre de la guerre le 18 septembre 1876. — Br.
in-32.. » 75

ADDITION AU TITRE VII. — *Instruction sur les manœuvres
de la chèvre de place* nº 2 (modèle 1875), *la manœuvre
du cabestan de carrier et l'emploi des chariots à canon*
nº 1 et nº 2, approuvée par le Ministre de la guerre le

INSTRUCTION PROVISOIRE POUR LA PRÉPARATION DES TROU-
PES D'ARTILLERIE A L'EXÉCUTION DU TIR INDIRECT DANS
LES PLACES, approuvée le 24 janvier 1885. — Vol. in-32
cartonné de 64 pages,..................................... » 60
DÉCRET DU 4 NOVEMBRE 1886, portant réorganisation et
programme pour l'ÉCOLE D'ARTILLERIE ET DU GÉ-
NIE.. » 50
OURS SPÉCIAL A L'USAGE DES SOUS-OFFICIERS D'ARTILLERIE
approuvé par le Ministre de la guerre le 20 juillet 1881,
nouvelle édition mise à jour jusqu'en 1888. — Volume
in-8º de 252 pages... 3   »
PROGRAMME DES COURS PRÉPARATOIRES PROFESSÉS DANS
LES ÉCOLES RÉGIMENTAIRES DE L'ARTILLERIE ET DU TRAIN
DES ÉQUIPAGES MILITAIRES (du 7 janvier 1887). — Br.
in-8º de 16 pages.......................... franco » 50
RIFS ET DEVIS DES OBJETS COMPOSANT LE HARNACHEMENT
DES CHEVAUX DE L'ARTILLERIE ET DU TRAIN DES ÉQUIPA-
GES (5 janvier 1887). — Br. in-8º de 80 pages franco » 85
STORIQUE SUCCINCT DE L'ARTILLERIE AU TONKIN PENDANT
LES ANNÉES 1883 ET 1884, par L. Humbert, chef d'esca-
dron d'artillerie de la marine, breveté d'état-major. —
2 vol. brochés... » 70
   Richement reliés toile,................................ 1 20

LIVRETS

(Riche reliure en toile gaufrée avec barrette déposée.)

IVRET DE L'OFFICIER DE DEMI-BATTERIE (28 décembre 1883),
contenant 200 feuillets imprimés........................... 2 75
IVRET DE L'ADJUDANT, contenant 200 feuillets......... 2 75
IVRET DE MARÉCHAL DES LOGIS, contenant 80 feuillets.. 2 25
euillets mobiles séparés (indiquer l'espèce); le cent, 1 25

(Le nombre des feuillets peut être augmenté ou diminué.)

uvertures.. » 50
rrettes en cuivre,... » 75

Train des équipages

EXTRAIT DE L'INSTRUCTION MINISTÉRIELLE DU 30 AOUT 1884, SUR L'ENTRETIEN DES ARMES ET DES MUNITIONS. — Carabine de cavalerie avec baïonnette et carabine de gendarmerie avec sabre-baïonnette, revolver et armes blanches, munitions. — Br. in-32 de 64 pages......... » 30

EXTRAIT DE L'INSTRUCTION MINISTÉRIELLE DU 30 AOUT 1884 SUR L'ENTRETIEN DES ARMES ET DES MUNITIONS. — Mousqueton avec sabre-baïonnette, revolver et armes blanches, munitions. — Br. in-32 de 48 pages......... » 25

TARIFS ET DEVIS DES OBJETS COMPOSANT LE HARNACHEMENT DES CHEVAUX DE L'ARTILLERIE ET DU TRAIN DES ÉQUIPAGES (5 janvier 1887). — Br. de 80 pages, *franco* » 85

LIVRETS

(Riche reliure en toile gaufrée avec barrette *déposée*.)

LIVRET DE L'OFFICIER DE DEMI-COMPAGNIE (28 décembre 1883), contenant 200 feuillets imprimés.......... 2 75

LIVRET DE L'ADJUDANT, contenant 200 feuillets...... 2 75

LIVRET DU MARÉCHAL DES LOGIS, contenant 89 feuillets 2 25

Feuillets mobiles séparés (indiquer l'espèce); le cent. 1 25

(Le nombre de feuillets peut être augmenté ou diminué.)

Ouvertures .... » 50

Nouvelles en cuivre........................ » 75

Justice militaire et Gendarmerie

Abonnement d'un an à l'ÉCHO DE LA GENDARMERIE NATIONALE, avec l'*Annuaire*. France, Corse, Algérie et Tunisie. 6 50

Colonies et étranger........................ 8 »

DÉVOTÉ AUX ARMÉES. — Extrait des circulaires des 19 et 25 octobre 1887. — In-32 de 64 pages, relié toile.. » 60

DÉCRET DU 19 OCTOBRE 1887 SUR LA COMPTABILITÉ DES PRÉ
VOTÉS EN CAMPAGNE. — Br. de 76 pages avec modèles et
tableaux.................................*franco* » 7(

INSTRUCTION DU 25 OCTOBRE 1887 SUR LE SERVICE PRÉVÔTA!
DE LA GENDARMERIE AUX ARMÉES. — Br. in-8° de 18!
pages..................................*franco* 1 5(

LA GENDARMERIE DE DEMAIN ou *la Gendarmerie après l
nouvelle loi militaire.* — Br. in-18 de 72 pages.... 1

ANNUAIRE SPÉCIAL DE L'ARME DE LA GENDARMERIE, pour 188!
— Br. in-8° de 254 pages....................... 2

ALMANACH DE LA GENDARMERIE pour 1888. — Br. in-32 d
216 pages.................................... » 6(

DÉCRET DU 1er MARS 1854, portant règlement sur L'ORGANI
SATION ET LE SERVICE DE LA GENDARMERIE, mis au cou
rant et annoté par un officier de l'arme. — Vol. in-8
relié.. 2

Le même, intercalé de papier blanc................. 3

CATALOGUE DES MÉDICAMENTS FOURNIS AUX MILITAIRES DE L!
GENDARMERIE ET A LEURS FAMILLES. — Br. in-8° do !
pages....................................... » 2

RÈGLEMENT DU 9 AVRIL 1858 SUR LE SERVICE INTÉRIEUR 'D
LA GENDARMERIE, modifié par les nouvelles instruction
et annoté par un officier de l'arme, suivi de l'instructio
spéciale du 25 avril 1873 sur l'hygiène des chevaux de
brigades de gendarmerie. — Vol. in-8°............. 1 3

Le même, intercalé de papier blanc................. 2 5

INSTRUCTION MINISTÉRIELLE DU 30 AVRIL 1883, SUR LE SERVIC
MUNICIPAL DE LA GARDE RÉPUBLICAINE. — Vol. in-8° d
64 pages, relié.............................. » 4

DÉCRET DU 18 FÉVRIER 1863, portant règlement sur LA SOLD!
LES REVUES, L'ADMINISTRATION ET LA COMPTABILITÉ D
LA GENDARMERIE, annoté et mis à jour jusqu'au 1er aoû
1887, par E. Corsin, capitaine à la garde républicaine. —
Vol. in-8°, relié toile anglaise, de 278 pages........ 5

EXTRAIT A L'USAGE DES BRIGADES DE GENDARMERIE DE L'IN!
TRUCTION DU 28 DÉCEMBRE 1879 (édition refondue), su
*l'administration des hommes de tout grade, de la dispo
nibilité, de la réserve et de l'armée territoriale dan
leurs foyers.* — Vol. in-8° de 230 pages............ 2

TIONNAIRE DES CONNAISSANCES GÉNÉRALES UTILES A LA GENDARMERIE, par L. Amade, chef de légion, et, pour la partie administrative, par E. Corsin, capitaine à la garde républicaine. — Fort vol. in-8°, broché, de 800 pages (6e édition .... 5 »

Relié toile anglaise .... 6 »

NET-GUIDE DU GENDARME, revu, augmenté et mis à jour, (5e édition, 1888), volume entièrement modifié, d'un format commode, facile à mettre dans la poche, recouvert élégamment en toile dorée 1 25

VEAU VADE-MECUM DE LA GENDARMERIE, par M. le lieutenant Berthet, commandant d'arrondissement. — Joli vol. in-32 de 130 pages, relié en toile anglaise 1 25

LEMENT DE 1884, POUR LES FRAIS DE COMPARUTION EN JUSTICE ET LE TRANSFÈREMENT DES PRISONNIERS. — Br. in-32 .... » 30

, DÉCRETS, CIRCULAIRES réglementant la fabrication, l'emploi et le transport de la dynamite et du coton-poudre. — Vol. in-8° de 84 pages .... 1 »

DU 3 MAI 1844 SUR LA POLICE DE LA CHASSE, modifiée par la loi du 22 janvier 1874, annotée et commentée par M. Bertrand, procureur de la République, à l'usage de la gendarmerie .... » 30

SUR LA PÊCHE FLUVIALE, annotée et commentée par M. Bertrand, procureur de la République, à l'usage de la gendarmerie .... » 50

SUR LA POLICE DU ROULAGE ET DES MESSAGERIES PUBLIQUES, commentée et annotée par M. Bertrand, procureur de la République, à l'usage de la gendarmerie ..... » 30

RAIT DU DÉCRET DU 10 AOUT 1852 SUR LA POLICE DU ROULAGE (notice destinée à être placardée à l'intérieur des voitures publiques) .... » 05

ET DU 3 NOVEMBRE 1853 SUR LA POLICE DU ROULAGE ET DES MESSAGERIES PUBLIQUES EN ALGÉRIE, suivi d'un arrêté ministériel daté du même jour, annotés et commentés, à l'usage de la gendarmerie .... » 40

SUR LA POLICE SANITAIRE DES ANIMAUX, promulguée le 2 juin 1882 .... » 20

MANUEL DU GENDARME, pour servir à la rédaction des pro
cès-verbaux, indispensable à tous les sous-officiers, bri
gadiers et gendarmes soucieux de bien remplir leur mi
sion (10ᵉ édition). — Beau petit vol. in-32 de 100 page
richement relié en toile gaufrée....................... » 8

MODÈLES D'ANALYSES DE PROCÈS-VERBAUX, pouvant s'appli
quer à tous les cas qui se rencontrent dans la genda
merie. — Br. in-18........................... » 8

CARNET DE POCHE à l'usage des commandants de brigade
des gendarmes, pour servir à l'INSCRIPTION DES SIGNAL
MENTS, MANDATS DE JUSTICE ET ORDRES DE RECHERCH
avec table alphabétique, papier blanc réservé pour note
relié toile avec coulisseaux.

   De 130 feuillets......................... 1

   De 236 feuillets........................ 2

RÉSUMÉ MÉTHODIQUE DES PIÈCES A FOURNIR PAR LES CO
MANDANTS DE BRIGADE, en ce qui concerne le RECRUT
MENT, les MILITAIRES EN CONGÉ, EN PERMISSION OU
L'HOPITAL, revu et annoté par le commandant P. T.
Br. in-18................................... »

DEVOIRS DE LA GENDARMERIE, en ce qui concerne les homm
ASTREINTS AU SERVICE MILITAIRE. (Chapitre Iᵉʳ de l'i
truction du 20 décembre 1880.) — Vol. in-18, ca
tonné..................................... 1

CODE-MANUEL DES RÉQUISITIONS MILITAIRES. Textes offici
annotés et mis à jour par de L..., licencié en droit,
l'intendant militaire A. T... — 3 vol.

   Tome Iᵉʳ. — *Exposé de principes; texte de la loi d
juillet 1877 et du règl. du 2 août 1877, avec notes
commentaires.* — Vol. in-32 de 112 pag., broché. »

   Relié toile .... »

   Tome II. — *Recensement et réquisition des cheva
et voitures.* — Vol. in-32 de 96 pages, broché.... »

   Relié toile .... »

   Tome III. — *Guide pratique des diverses autorités
commissions pour l'application de la loi du 3 jui
1877. Formules et modèles.* — Vol. in-32 de 96 pages, b
ché....................................... »

   Relié toile.............................. »

Tome IV. — (Supplément.) *Instruction du 21 juillet 1886 pour le règlement des dommages causés aux propriétés privées par les manœuvres ou exercices exécutés annuellement par les corps de troupe.* — Vol. de 32 pages.. » 35

Du Droit des fonctionnaires publics de requérir la gendarmerie et la troupe. — Vol. in-32, broché.... » 10

La Prévôté en campagne, *Aide-mémoire*, par M. L. Amade, lieutenant-colonel, commandant la 11e légion. — Vol. in-32 de 232 pages, honoré d'une souscription des Ministres de la guerre et de la marine (2e édition).

   Broché 1 30
   Cartonné... 1 60
   Relié toile, avec poche, coulisseau à crayon..... 2 25

Règlement sur les exercices a pied de la gendarmerie, approuvé par le Ministre de la guerre le 2 mai 1883. — Vol. relié de 198 pages, avec figures dans le texte (édition de 1887)... 1 »

Règlement sur les exercices a pied et a cheval de la gendarmerie, approuvé par le Ministre de la guerre le 2 mai 1883. — Vol. relié de 424 pages, avec figures dans le texte... 1 35

Nouveaux Codes français et lois usuelles civiles et militaires. Recueil spécialement destiné à la gendarmerie et à l'armée (édition de 1887). — Relié toile anglaise... 5 »

Les Codes français à jour jusqu'en 1872 seulement et d'une édition inférieure... 2 »

Aide-Manuel de justice militaire pour l'armée de terre, suivi d'une instruction pour la tenue de l'audience par le président, d'un extrait des Codes d'instruction criminelle et pénal; d'un recueil des lois, décrets et circulaires ministérielles, des divers modèles d'actes et procès-verbaux judiciaires. — Fort vol. de 384 pages, relié... 2 »

Police judiciaire militaire en temps de paix et en temps de guerre, par Émile Loyer, chef d'escadron de gendarmerie. — Vol. in-32 de 224 pages.......... 1 50

STRUCTION MINISTÉRIELLE DU 15 JANVIER 1874, SUR LA NO-
MENCLATURE, LE DÉMONTAGE, LE REMONTAGE ET L'ENTRE-
TIEN DU REVOLVER MODÈLE 1873. — Br, in-32...... » 30
     En placard... » 15
STRUCTION SUR L'ENTRETIEN DE LA CARABINE MODÈLE
   1866-67 (en placard)................................. » 20
OMENCLATURE DE LA CARABINE MODÈLE 1866-74 (en pla-
   card)... » 15
SQUISSE HISTORIQUE DE LA GENDARMERIE FRANÇAISE, par
   H. Delattre :

ux gendarmes. — Origines. — Organisations et dénominations diverses.
— Service particulier de la cour : Prévôté de l'hôtel ; Compagnie des
voyages et chasses du roi et gendarmerie forestière ; Gendarmerie d'élite ;
Gendarmerie de la garde impériale sous Napoléon III. — Service spécial
de la ville de Paris ; Guet royal ; Garde de l'hôtel de ville ; Compagnie
de robe courte et du Châtelet ; Prévôté générale des monnaies ; Garde de
Paris ; Gardes des îles, ports et quais ; Gardes de Bicêtre et de la Salpé-
trière ; Gendarmerie des tribunaux ; Grenadiers-gendarmes ; Divisions de
la gendarmerie nationale parisienne ; Légion de police générale ; Garde
municipale de Paris ; Gendarmerie impériale de Paris ; Gendarmerie
royale de Paris ; Garde républicaine. — Service de la province et des
armées : Compagnie de la connétablie ; Compagnie de maréchaussée de
l'Il-de-France ; Compagnies de maréchaussée des diverses provinces et
généralités. Divisions et légions de gendarmerie des départements ; Divisions d'après le titre VII de la loi du 16 février 1791. — Inspections :
Gendarmerie de l'armée d'Espagne. Archers de la marine ; Gendarmerie
maritime ; Gendarmerie coloniale ; Voltigeurs corses ; Compagnies sédentaires ou vétérans de la Gendarmerie ; Gendarmerie mobile ; Régiments
provisoires de gendarmerie à cheval ; Légion d'Afrique ; Voltigeurs
algériens ; Régiments de gendarmerie à pied et à cheval pendant la guerre
de 1870-71 ; Gendarmes réservistes et territoriaux ; Recrutement ; Uniforme ;
Attributions ; Services rendus.

     Belle brochure in-18 de 88 pages................. 2 »
A GENDARMERIE NATIONALE DEVANT LES CHAMBRES. — Br.
   in-18.. » 50
STRUCTION SUR L'ADMINISTRATION DES GENDARMES RÉSER-
   VISTES ET TERRITORIAUX DANS LEURS FOYERS (circulaire
   ministérielle du 1er février 1884). — Br. in-32...... » 25

Ecoles

PHABET DU SOLDAT. — Ouvrage adopté par M. le Ministre
de la guerre, pour l'enseignement de la lecture dans les
écoles régimentaires de toutes armes; cartonné...   » 30

CTURES DU SOLDAT, livre de lecture courante à l'usage
de l'armée, faisant suite à l'Alphabet du soldat ...   1 »

CTURES MILITAIRES A L'USAGE DES ÉCOLES RÉGIMENTAIRES,
par Adam (Adolphe), professeur d'histoire au Prytanée
militaire de la Flèche. — Fort vol. in-12 cartonné.   1 50

DEL ET CHAPSAL. — NOUVELLE GRAMMAIRE FRANÇAISE
avec nombreux exercices d'orthographe, de syntaxe et
de ponctuation, — Vol. in-8º de 220 pages........   1 50

BESCHERELLE (H.) Jeune. — DICTIONNAIRE CLASSIQUE
DE LA LANGUE FRANÇAISE, le plus exact et le plus complet de tous les ouvrages de ce genre, et le seul où l'on
trouve la solution de toutes les difficultés grammaticales
et généralement de toutes celles inhérentes à la langue
française, suivi d'un Dictionnaire géographique, biogra-
phique et mythologique. — Fort vol. grand in-8º de
1,308 pages   11   »
même, richement relié demi-maroquin............   15   »

ROUSSE. — NOUVEAU DICTIONNAIRE DE LA LANGUE FRAN-
ÇAISE, comprenant : 1º Une nomenclature très complète
de la langue, avec la nouvelle orthographe de l'Académie, les étymologies et les diverses acceptions des mots
appuyées d'exemples; 2º Des développements encyclopé-
diques relatifs aux mots les plus importants des sciences,
des lettres et des arts; 3º Un dictionnaire des locutions
grecques, latines et étrangères que l'on trouve souvent citées par nos meilleurs écrivains; 4º Un dictionnaire géographique, historique, artistique et litté-
raire. *Quatre dictionnaires en un seul.* (64e édition, augmentée et illustrée de 1,500 gravures). Prix, cartonné..   2 75
    Par la poste..................................   3 35

DÈLES D'ÉCRITURES EN TOUS GENRES, carnet complet très
soigné..   1 50

OLUTIONS RAISONNÉES DES QUESTIONS DE GÉOMÉTRIE PRO-
POSÉES DANS LE COURS DES ÉCOLES RÉGIMENTAIRES, à

l'usage des sous-officiers candidats à l'Ecole militaire
Saint-Maixent. — Vol. in-18 de 156 pages......... 3

Cours d'allemand, notions élémentaires à l'usage des sou
officiers, par A. Heumann, O ✠, capitaine instructeur
Saint-Cyr. — Vol. in-12 de 144 pages, cartonné... 1

**MINISTÈRE DE LA GUERRE. — Ecoles régimentaires.
Cours préparatoire.**

* Grammaire et composition française. — Vol. in-18
324 pages... 2

* Arithmétique et système métrique. — Vol. in-18
230 pages.. 1

* Géométrie. — Vol. in-18 de 197 pages avec figures dans
texte.. 1

* Topographie. — Vol. in-18 de 182 pages avec figures da
le texte, tableaux et carte.......................... 2

* Fortification de campagne. — Vol. in-18 de 191 pag
avec figures dans le texte........................... 2

* Géographie. — Vol. in-18 de 174 pages, avec 14 c
tes 3

* Histoire militaire. — Vol. in-18 de 246 pages, avec 12 c
tes 4

(Les 7 volumes pris ensemble, 13 fr. 50. frais de port en su

Corps spéciaux

DOUANIERS ET CHASSEURS FORESTIERS

Guide a l'usage des officiers des bataillons de do
niers, par L. Pierre. — Vol. in-32 de 112 pages, r
toile.. 1

Correspondance par Signaux

ÉGLEMENT DU 1er AVRIL 1887 SUR L'ORGANISATION ET LE FONC-
   TIONNEMENT DU SERVICE DES SIGNALEURS DANS LES CORPS
   DE TROUPE D'INFANTERIE............................ » 05

'STRUCTION DU 16 JUIN 1885 POUR LA CORRESPONDANCE PAR
   SIGNAUX DANS LES CORPS DE TROUPE. — Br. in-32 de
   64 pages.. » 60

XTRAIT DE L'INSTRUCTION POUR LA CORRESPONDANCE PAR
   SIGNAUX.. » 05

ARNET DE DÉPÊCHES SPÉCIAL contenant, sous une couverture parcheminée, un bloc de dépêches numérotées de
   1 à 48... » 75

Arts académiques

MANUEL DE GYMNASTIQUE, approuvé par le Ministre de la
   guerre le 28 juillet 1877. — Vol. in-32 de 236 pages, avec
   figures dans le texte et une planche.............. 1 25

MANUEL D'ESCRIME, approuvé par le Ministre de la guerre
   le 18 mai 1877. — Vol. in-32 de 128 pages, avec figures
   dans le texte. — Cartonné......................... » 60

XERCICES plus particulièrement propres à l'ASSOUPLIS-
   SEMENT. (Extrait de l'instruction du 24 avril 1846). —
   Vol. in-32 broché................................. » 15

CRIME DE CHAMBRE, méthode pour s'exercer seul à faire
   des armes, par le commandant E. T. — Br. in-32 de
   24 pages... » 25

'STRUCTION DU 9 OCTOBRE 1885 SUR L'ORGANISATION ET LE
   FONCTIONNEMENT DES SOCIÉTÉS DE TIR ET DE GYMNAS-
   TIQUE.. » 60

Topographie, Cartes, Plans, Instruments, et

COURS DE TOPOGRAPHIE, à l'usage des officiers et sous-of
ciers de toutes armes (armée active, réserve, arm
territoriale), ouvrage rédigé conformément aux pr
grammes officiels du 30 septembre 1874, par A. Lapl
professeur de la Société française de physique,
Société nationale de topographie pratique, ancie
fesseur de l'Université. — 2 vol. in-32 (5ᵉ édition) :

    Le 1ᵉʳ de 120 pages, orné de 110 figures, broché. »
    Relié toile gaufrée............................ »
    Le 2ᵉ de 128 pages, orné de 63 figures, broché.. »
    Relié toile gaufrée............................ »

MINISTÈRE DE LA GUERRE. — Ecoles régimentair
Cours préparatoire. — TOPOGRAPHIE. — Vol. in-18
182 pages, avec figures dans le texte, tableaux
cartes.. 2

NOTIONS SOMMAIRES SUR L'ÉTUDE ET LA LECTURE DES CA
TES TOPOGRAPHIQUES, par le commandant A. H. — 1
in-8º avec nombreux plans et dessins............. »

ECOLE THÉORIQUE ET PRATIQUE D'ORIENTATION MILITAIRE
l'usage des troupes de toutes armes, par A. de Vaucr
son, colonel du 13ᵉ de ligne. — Vol. in-32 broché. »

CARTE DU TONKIN, publiée avec l'autorisation de M.
Ministre de la marine et des colonies, par M. A. Gou
lieutenant de vaisseau. Chromolithographie, form
71/108 cent.. 4

CARTE DES ENVIRONS DE LIMOGES au $\frac{1}{20,000}$ form
100 × 80 centimètres.

    En feuille................................... 2
    Collée sur toile............................. 4
    —   — et pliée........................ 5

CARTE DES TERRAINS DE MANŒUVRES DE LIMOGES au $\frac{1}{10,000}$ format 50 × 60 centimètres, imprimée en quatre couleurs.

En feuille.. » 75
Collée sur toile... 1 50
—   —   et pliée.................................... 2 25

NOUVELLE CARTE MILITAIRE DE LA FRANCE, par le commandant Bonetti, donnant, par région de corps d'armée et par subdivision de région, l'emplacement de toutes les troupes de l'armée active, y compris les nouveaux régiments, et de l'armée territoriale, les anciennes et nouvelles lignes de chemins de fer, etc. ; belle chromo-lithographie en sept couleurs, avec répertoire et tableaux y annexés, honorée d'un prix du Ministre et couronnée par la Société nationale d'instruction et d'éducation populaires (médaille d'honneur). — Une feuille format gran l colombier (10ᵉ édition)......................... 2 »

GRAPHIQUES DE MARCHE. — Papier quadrillé bleu à 2ᵐᵐ, format 30 × 40 centimètres, avec traits renforcés dans les deux sens pour indiquer les heures et les distances: la feuille.. » 08

RAPPORT DE RECONNAISSANCE, modèle A; conforme au modèle donné à l'instruction pratique sur le service en campagne; nº 72, infanterie, et nº 70, cavalerie; le cent... 2 »

ENVELOPPES pour lesdits rapports, le cent.............. 2 50

CARNET DE MANŒUVRES, solidement relié, avec poche, deux coulissseaux, crayons rouge et bleu, fermant avec caoutchouc-soie, contenant un bloc de 100 rapports de reconnaissance et 25 enveloppes à leur usage..... 5 »

BLOC DE 100 RAPPORTS DE RECONNAISSANCE, modèle A, pour remplacement dans le carnet ci-dessus. *Le dos est préparé pour le collage. Il suffit de l'humecter et de l'appliquer*.. 2 50

PAPIER BLEU A DÉCALQUER INDÉFINIMENT, permettant de reproduire simultanément plusieurs copies du même travail. *(Pour obtenir ce résultat, il suffit d'intercaler une feuille de ce papier entre deux feuillets blancs, écrire sur le premier de ces feuillets, et l'on obtient une copie deux feuilles bleues intercalées reproduisent deux copies trois feuilles intercalées en donnent trois, plus l'origi nal).* — La feuille format 0,16 × 0,21.............. » 0

* RAPPORT JOURNALIER (manœuvres de brigade avec cadres 12 février 1879)........................... » 0

* ALIDADE (double décimètre) triangulaire ; l'une..... » 5

BOUSSOLE DÉCLINATOIRE, 0^m,07 de côté; l'une........ 1 2

BOUSSOLE DÉCLINATOIRE, 0^m,07 de côté; à suspension . 1 6

La même avec boulons pour carton-planche.......... 2

BOUSSOLE FORME MONTRE, cuivre et melchior, 30^mm. 1

La même avec arrêt, 35 millimètres............... 1 5

La même avec arrêt et chape agate, 40 millimètres 2 5

CRAYONS DE COULEUR MINE BLEUE, qual. sup. H. C.-L. » 2

—   —   — ROUGE,   —   — » 2

—   —   — BISTRE,   —   — » 2

—   —   — VERTE,   —   — » 2

CURVIMÈTRE breveté s. g. d. g. — Instrument de poche des tiné à mesurer les lignes droite, courbes ou brisées su les plans et cartes géographiques; indispensable au officiers, ingénieurs, architectes et géomètres. Prix... 1

CURVIMÈTRE A CADRAN servant à mesurer instantanémei et sans report à l'échelle les distances sur les carte géographiques et les plans quelles que soient leurs éche les. Prix avec étui................................ 7

PODOMÈTRE, 16 lignes, boîte métal nickelé à fond, mouve ment cuivre à deux aiguilles, cadran émail à zone cou leur, marche garantie....................*franco* 16

POCHE A CARTES en taffetas transparent et imperméable, faces quadrillées.

(L'une des faces est divisée en centimètres et en demi-centimètres, l'aut en carrés renforcés ayant 0.0125 de côté et chacun de ces côtés en qua parties égales, cette disposition permet de calculer les distances sans secours du compas ni d'aucun autre instrument sur une carte d'échel o qu conque, depuis le 1/1,000 jusqu'au 1/1,000,000, y compris, par con quent, les échelles les plus usuelles de 1/20,000, 1/40,000, 1/80,00 1/320,000, 1/50,000, 1/150,000, 1/500,000.)

Modèle de la maison Henri Charles-Lavauzelle. 1

OCHE EN ÉTOFFE TRANSPARENTE, permettant de lire les
cartes sur le terrain sans qu'elles puissent être dété-
riorées par la pluie (modèle de l'École de guerre),
l'une.. 1 50

Sciences et Art militaires

ROBERT, ancien professeur à l'École supérieure de guerre,
chef d'état-major de la 6ᵉ division d'infanterie :

1ʳᵉ partie, TACTIQUE DE COMBAT DES GRANDES UNITÉS.
Vol. in-8º de 160 pages avec six planches en chromo-
lithographie, hors texte (1885).................... 4 »

2ᵉ partie, TACTIQUE APPLIQUÉE. — Vol. de 216 pages
avec 6 planches hors texte en chromo-lithographie
(1887)... 4 »

GUERRE DE SURPRISES ET D'EMBUSCADES, par A. Quinteau.
— 2 beaux vol. grand in-8º d'environ 800 pages,
brochés.. 12 »

TRAITÉ DE TACTIQUE EXPÉRIMENTALE, par H. Bernard, colonel
du 144º d'infanterie.

Tome I, de 541 avant J.-C. à 1796. — Fort vol. grand
in-8º... 7 50

Tome II, de 1797 à 1805. — Fort vol. grand in-8º   7 50
Tome III, de 1806 à 1812.   —   —   7 50
Tome IV, de 1813 à 1814.   —   —   7 50
Tome V, de 1815 à 1834.   —   —   7 50
Tome VI, de 1835 à 1859.   —   —   7 50

STRATÉGIE APPLIQUÉE, avec cartes et plans, par le colonel
Fix (H.-C.), commandant le 6º régiment d'infanterie
belge. — 2 forts vol., grand in-8º de 500 pages.. 15 »

GUIDE PRATIQUE POUR LA GUERRE EN ALGÉRIE, à l'usage des
officiers et des sous-officiers, par le commandant Dumont,
du 102º. — Br. in-18 de 96 pages..................... 1 25

RÉGLEMENTS SUR LES EXERCICES ET ÉVOLUTIONS DES TROUPF
A PIED EN ITALIE, EN AUTRICHE. ET EN ALLEMAGNE, tra
duits, résumés et annotés par A. de Vaucresson, colon
du 13º de ligne : *Préliminaires. — Bases de l'instruction
— Ecole du soldat. — Armes à feu portatives. — Eco
de peloton. — Méthode d'instruction. — Exercices
exemples de combat.* — Vol. in-18 de 450 pages, ca
tonné... 2 2

DISCIPLINE DU FEU DANS LE RÈGLEMENT AUTRICHIEN SUR LE
MANŒUVRES DE L'INFANTERIE. — Br. in-18......... » (

Hygiène et service médical

A NOS SOLDATS, *premiers secours à porter aux blessés,* p
le docteur A. Tissot, de la faculté de médecine de Pari
— Vol. in-32 de 210 pages. Relié toile............ 1

DE L'INSOLATION, conseils pratiques pour la prévenir sur l
troupes en marche. — Br. in-32 (2º édition).....,. »

COURS ÉLÉMENTAIRE D'HYGIÈNE MILITAIRE ET DE SECOURS SA
TAIRES D'IMPROVISATION par MM. Dammien, médeci
major de 1re classe au 12ºd'infanterie, et Trumelet, colon
au même régiment. (2º édition). — Br. in-8º de 1
pages... »

* CHARGEMENT DES VOITURES DE CHIRURGIE avec deux planch
représentant ses côtés droit et gauche. — Décisi
ministérielle du 20 juin 1881. — Br. in-8º de 18 p
ges... »

Hippologie, etc.

* INSTRUCTION SPÉCIALE SUR L'HYGIÈNE DES CHEVAUX. — I
in-8º... »

* ABRÉGÉ D'HIPPOLOGIE à l'usage des sous-officiers de l'arm
adopté pour l'enseignement de l'hippologie dans l'arm
par A. Vallon... 3

Cours abrégé d'hippologie à l'usage des sous-officiers, etc., des corps de troupes à cheval, rédigé par les soins de la commission d'hygiène hippique, approuvé par le Ministre de la guerre le 2 avril 1875. — Vol. in-18. 1 50

Études hippiques, par le capitaine Bellard, du 13e régiment de chasseurs. — Br. in-8° de 200 pages........... 2 »

Manuel de maréchalerie à l'usage des maréchaux ferrants de l'armée, approuvé par le Ministre de la guerre le 12 décembre 1875. — Vol. in-32 de 212 pages, cartonné.. 1 25

Historique des corps de troupe

M. Henri Charles-Lavauzelle se met à la disposition de tous les chefs de corps pour publier l'historique de leur régiment dans la série de la *Petite Bibliothèque de l'Armée française.*

Historique du 2e régiment d'infanterie. — Vol. in-32 de 128 pages (2e édition). — Broché................ » 35
 Richement relié toile........................ » 60
Historique du 25e de ligne. — Vol. in-32 de 128 pages broché.................................... » 35
 Richement relié toile........................ » 60
Historique du 30e de ligne. — Vol. in-32 de 128 pages, broché.................................... » 35
 Richement relié toile........................ » 60
Historique du 31e de ligne. — Vol. in-32 de 64 pages, broché.................................... » 38
 Richement relié toile........................ » 60
Historique du 35e de ligne. — Vol. in-32 de 112 pages, broché.................................... » 35
 Richement relié toile........................ » 60

HISTORIQUE DU 56ᵉ DE LIGNE (2ᵉ édition). — Vol. in-32 d
   120 pages, broché.. » 3
      Richement relié toile.............................. » 6

HISTORIQUE DU 62ᵉ DE LIGNE (2ᵉ édition). — Vol. in-32 d
   96 pages, broché.. » 3
      Richement relié toile.............................. » 6

HISTORIQUE DU 64ᵉ DE LIGNE, rédigé d'après les ordres d
   colonel Deaddé, commandant le régiment. — Vol. in-3
   de 64 pages, broché.. » 3
      Richement relié toile.............................. » 6

HISTORIQUE DU 65ᵉ DE LIGNE, extrait du registre des marche
   et opérations du régiment. — Vol. in-32 de 128 pages
   broché.. » 3
      Richement relié toile.............................. » 6

HISTORIQUE DU 69ᵉ DE LIGNE. — Vol. in-32 de 128 pages
   broché.. » 3
      Richement relié toile.............................. » 6

HISTORIQUE DU 71ᵉ DE LIGNE, rédigé d'après les ordres d
   colonel Lachau, par le capitaine adjudant-major Le Gratie
   — Vol. in-32 de 72 pages, broché.............................. » 3
      Richement relié toile.............................. » 6

HISTORIQUE DU 72ᵉ DE LIGNE. — Vol. in-32 de 128 pag., br. » 3
      Richement relié toile.............................. » 6

HISTORIQUE DU 86ᵉ DE LIGNE. — Vol. in-32 de 96 page
   broché.. » 3
      Richement relié toile.............................. » 6

HISTORIQUE DU 92ᵉ DE LIGNE, rédigé par le lieutenant Réthor
   sous les auspices de M. le colonel Paquette. — Vol. in-3
   de 96 pages, broché... » 3
      Richement relié toile.............................. » 6

HISTORIQUE DU 94ᵉ DE LIGNE. — Vol. in-32 de 128 page
   broché.. » 3
      Richement relié toile.............................. » 6

HISTORIQUE DU 10ᵉ BATAILLON DE CHASSEURS A PIED. — Vo
   in-32 de 80 pages, broché..................................... » 3
      Richement relié toile.............................. » 6

STORIQUE DU 3e ZOUAVES, rédigé d'après les instructions de M. le colonel Lucas, par le lieutenant Duroy, broché.   » 35

STORIQUE DE 3e RÉGIMENT DU GÉNIE, publié avec autorisation du Ministre de la guerre (2e édition). — 3 vol. brochés...................................... 1 05

    Richement reliés toile............................ 1 80

STORIQUE DU 1er RÉGIMENT DE SPAHIS. — Vol. de 96 pages, broché................................... » 35

    Richement relié toile............................ » 60

QUISSE HISTORIQUE DE LA GENDARMERIE FRANÇAISE, par H. Delattre. — Belle br. in-18 de 88 pages........ 2 »

STORIQUE DU 3e RÉGIMENT DE ZOUAVES, rédigé par le lieutenant A. Marjoulet, d'après les ordres du colonel Lucas, commandant le régiment. — Beau vol. in-8° raisin de 328 pages................................... 6 »

STORIQUE DU 101e RÉGIMENT D'INFANTERIE, rédigé d'après les documents du ministère de la guerre, par Joseph Perreau, lieutenant au 101e régiment. — Vol. in-8° de 158 pages..................................... 3 »

Histoire militaire

TOIRE MILITAIRE DE LA FRANCE, de 1643 à 1871, par Émile Simond, lieutenant au 28e de ligne. — 2 vol. brochés................................... » 70

    Richement reliés toile............................ 1 20

CIS D'HISTOIRE MILITAIRE, rédigé d'après les programmes officiels à l'usage des candidats aux écoles militaires et de MM. les officiers, par Verneil de Conchard, capitaine d'infanterie breveté, ex-professeur à l'École militaire d'infanterie. — Vol. in-18 de 208 pages....... 3 »

RNAL DU SIÈGE DE TUYEN-QUAN (23 novembre 1884-3 mars 1885). — Vol. in-32 de 192 pages, broché.......... » 35

    Richement relié toile .... » 60

HISTOIRE DE LA PARTICIPATION DES BELGES AUX CAMPA[
DES INDES ORIENTALES NÉERLANDAISES SOUS LE GOU[
NEMENT DES PAYS-BAS, 1815-1830, par Eugène Craypl[
capitaine aide de camp du commandant de la g[
civique de Gand, officier de l'ordre de Takovo de Ser[
— Br. grand in-8° de 402 pages, avec trois cartes e[
portrait du général Lahure ....

RELATION DE L'INSURRECTION DES TROUPES ESPAGNO[
DÉTACHÉES DANS L'ILE DE SÉELAND, sous les or[
du général Fririon, en 1808, avec les pièces justificat[
destinées à compléter la relation, par E. Fririon, [
pitaine au 8° de ligne, chevalier de la Légion d'honn[
— Vol. in-8° ....

CAMPAGNE DU NORD EN 1870-1871. *Histoire de la déf[
nationale dans le nord de la France*, par Pierre Leh[
court. — Vol. grand in-8° de 300 pages, avec 6 ca[
gravées sur acier ....

EXACTE VÉRITÉ SUR LA TROUÉE TENTÉE A BALAN, LE 1er [
TEMBRE 1870 (Bataille de Sedan), par Grand-Di[
capitaine au 31° de ligne, en retraite. — Br. in-8[
de 32 pages ....

SEDAN. — LES DERNIERS COUPS DE FEU. (3e bataillon [
3° régiment de marche)................................

ÉTUDE MILITAIRE SUR L'EGYPTE, *campagne des Anglais en*[
(2e édition). — Br. in-32 de 32 pages sur fort papier v[
broché...
    Richement relié toile ....

LE SOUDAN, GORDON ET LE MADHI, par le capitaine [
mann, O. Q. — Vol. de 96 pages, avec 2 cartes et 4 p[
broché...
    Richement relié en toile anglaise...................

L'ÉDUCATION ET LA DISCIPLINE MILITAIRES CHEZ LES ANCI[
par Marcel Poullin. — Vol. in-32 de 144 pages; [
ché..
    Richement relié toile ....

GUERRE DU SOUDAN (LE MADHI), avec carte du théâtre [
guerre, par A. Garçon, professeur à l'Association [

technique. — Br. in-32 (publication de la Réunion des officiers).. » 60

RÉCIS DE LA GUERRE DU PACIFIQUE (*entre le Chili d'une part, le Pérou et la Bolivie de l'autre*). — Vol. in-32 de 72 pages, suivi d'une carte planimétrique de la côte du Pacifique et d'un plan des principales batailles, broché » 35

   Richement relié en toile anglaise............... » 60

Géographie — Voyages

DU RHÔNE AU PÔ ET VICE-VERSA. — Étude militaire. — Vol. in-8° de 144 pages.. 2 »

RÉCIS DE GÉOGRAPHIE MILITAIRE, rédigé d'après les programmes officiels à l'usage des candidats aux écoles militaires et de MM. les officiers, par Vermeil de Conchard, capitaine d'infanterie breveté, ex-professeur à l'École militaire d'infanterie. — Vol. in-18 de 224 pages.. 3 »

ALGÉRIE ET TUNISIE, esquisse géographique, par A. Laplaiche, inspecteur spécial de la police des chemins de de fer, membre et lauréat de plusieurs sociétés savantes ancien professeur de l'Université. — Vol. in-18 de 106 pages.. 2 »

MINISTÈRE DE LA GUERRE. — Écoles régimentaires. — Cours préparatoire. — GÉOGRAPHIE. — Vol. in-18 de 175 pages avec 14 cartes .... 3 »

INDRE DE MANCY. — DICTIONNAIRE DES COMMUNES DE LA FRANCE, DE L'ALGÉRIE ET DES AUTRES COLONIES FRANÇAISES, précédé de tableaux synoptiques. — Vol. in-18 de 800 pages, richement relié toile............... 5 »

HAUTES-PYRÉNÉES, étude historique et géographique du département depuis les temps les plus reculés jusqu'à nos jours, avec une description des principales villes ;

Tarbes, Bagnères-de-Bigorre, Lourdes, etc.; par MM.
Bois, capitaine au 76ᵉ d'infanterie, et C. Durier, arch
viste du département des Hautes-Pyrénées. — Vol. in-
de 220 pages...................................... 3 5

Armées étrangères

L'ARMÉE PORTUGAISE. par A. Garçon. — Vol. de 108 page
broché... »
   Richement relié toile............................... »
L'ARMÉE ALLEMANDE, son histoire, son organisation a
tuelle. — Vol. in-32 de 128 pages (4ᵉ édition), broché. »
   Richement relié toile............................... »
L'ARMÉE SUISSE, son histoire, son organisation actuelle, p
Heumann, O ☓, capitaine instructeur à l'École de Sain
Cyr. — Vol. in-32 de 136 pages, broché........... »
   Richement relié toile............................... »
L'ARMÉE RUSSE : organisation générale; le règlement d'i
fanterie; le service en campagne; instruction sur l
travaux de campagne. — Tome 1ᵉʳ, vol. de 96 page
orné de figures (2ᵉ édition) broché............... »
   Richement relié toile............................... »
L'ARMÉE BELGE, composition, recrutement, mobilisatio
écoles militaires, institut cartographique, armeme
manufacture d'armes de Liège, régime intérieur, a
mentation, uniformes, système défensif. — Vol. in-32
96 pages, broché................................... »
   Richement relié toile............................... »
L'ARMÉE ANGLAISE, son histoire, son organisation actuel
par A. Garçon. — Vol. in-32 de 128 pages, broché. »
   Richement relié toile............................... »
LA MARINE ANGLAISE, histoire, composition, organisat
actuelle, par A. Garçon. — Vol. in-32 de 96 pages, b
ché... »

Richement relié toile.................................... » 60
'ARMÉE ITALIENNE, son organisation actuelle, sa mobilisation. — Vol. in-32 de 128 pages, broché............. » 35
Richement relié toile.................................... » 60
'ARMÉE OTTOMANE CONTEMPORAINE, par Ch. Lebrun-Renaud. — Vol. in-32 de 88 pages, broché........ » 35
Richement relié toile.................................... » 60
'ARMÉE DES PAYS-BAS, notices militaires et géographiques. (Publication de la Réunion des officiers.) — 2 vol. brochés.. » 70
Richement reliés toile.................................. 1 20
'ARMÉE SUÉDOISE, par le capitaine R. R***. — Vol. de 62 pages, broché.. » 35
XPOSÉ SOMMAIRE DE L'ORGANISATION MILITAIRE ET DE LA SITUATION FINANCIÈRE DES DIVERS ÉTATS DE L'EUROPE, AU 31 DÉCEMBRE 1883, par P. Chalier de Grandchamps. — Br. in-32 de 52 pages.................................. » 60

Emplois civils — Enfants de troupe

INSTRUCTION SUR LES EMPLOIS CIVILS RÉSERVÉS AUX SOUS-OFFICIERS, à l'usage des militaires de la gendarmerie. — Br. in-32 de 96 pages................................ » 50
INSTRUCTION POUR LES CONDITIONS D'ADMISSION DES ENFANTS DE TROUPE. — Br. in-32 de 32 pages.... » 50
LISTE DES EMPLOIS CIVILS ET MILITAIRES RÉSERVÉS AUX SOUS-OFFICIERS DES ARMÉES DE TERRE ET DE MER. — Br. in-8o de 36 pages....................................franco » 45
» LISTE DES SOUS-OFFICIERS CANDIDATS A DES EMPLOIS CIVILS ET MILITAIRES, classés le 28 février 1887, par la commission instituée en vertu de l'article 8 de la loi du 24 juillet 1873. — Br. in-8o de 40 pages............. » 50

* GUIDE DES CANDIDATS A L'EMPLOI DE COMMISSAIRE DE SURVEILLANCE ADMINISTRATIVE DES CHEMINS DE FER, conforme aux derniers règlements officiels. — Br. in-32 de 16 pages.. » 50

* GUIDE DES CANDIDATS AUX EMPLOIS DE COMMISSAIRE DE POLICE ET D'INSPECTEUR SPÉCIAL DE LA POLICE DES CHEMINS DE FER, conforme aux dernières instructions ministérielles. — Br. in-32 de 16 pages............... » 50

MANUEL DU CANDIDAT A L'EMPLOI DE COMMISSAIRE DE SURVEILLANCE ADMINISTRATIVE DES CHEMINS DE FER, par A. Laplaiche (3º édition). — Vol. in-12, avec 63 figures dans le texte, broché.. 7 50

    Relié en percaline... 8 50

RECUEIL COMPLET, avec notes et commentaires, des LOIS DÉCRETS, CIRCULAIRES, DÉCISIONS ET INSTRUCTIONS MINISTÉRIELLES EN VIGUEUR, établissant les droits des SOUS-OFFICIERS EN MATIÈRE DE RENGAGEMENT ET MARIAGE, RETRAITE ET ADMISSION AUX EMPLOIS CIVILS. — 2 vol. in-32.

    Brochés.. » 70

    Richement reliés en toile anglaise............... 1 20

RÉSUMÉ DES DISPOSITIONS LÉGISLATIVES ET ADMINISTRATIVES CONCERNANT LES SOUS-OFFICIERS RENGAGÉS ET COMMISSIONNÉS. — Vol. in-32 de 112 pages, broché...... » 3

    Richement relié en toile anglaise................ » 6

Littérature

* L'ÉCUYER MAGNÉTISEUR, par E. T. — Vol. in-18 de 352 pages.. 3

* LES MISÉRABLES DU LIMOUSIN, par la Veuve d'une victime. — Vol. in-18 de 324 pages............................. 3

* LA FILLE DU LIEUTENANT, traduit de l'anglais par G. Herbignac. — Vol. in-4º de 430 pages.................. 3 5

PÉCHÉS D'ÉCOLE. *Carnet d'un artilleur*, par Etoupille. — Vol. in-18 de 226 pages.. 3 50

CONTES D'AMOUR ET DE BIVOUAC, par Ch. de Bys. — Vol. in-18 jésus de 276 pages, luxueusement imprimé avec 10 gravures hors texte.. 3 50

PÉCHÉS DE GARNISON, par E. T..., joli vol. in-18 de 304 pages, luxueusement imprimé.. 3 »

NOUVEAUX PÉCHÉS, par E. T... — Vol. in-18 de 350 pages, luxueusement imprimé.. 3 50

SOUVENIRS DE SAINT-CYR, 1re année (Esquisses de la vie militaire en France). — Joli vol. in-18 de 252 pages, richement imprimé sur papier de luxe (11e édition). 3 »

SOUVENIRS DE SAINT-CYR (2e année), par le même. — Joli vol. in-18 de 288 pages, avec de magnifiques gravures dans le texte.. 3 50

LES SAINT-CYRIENNES, poésies, par Fernand Bernard, avec de splendides gravures dans le texte et hors texte. — Vol. in-18 de 216 pages.. 3 »

MI AIME A VOUS. — DANS LE MIDI. — SOUS LES HORTENSIAS. — FANFRELUCHE ET BEAUGOUSET. — Vol. in-18 de 292 pages.. 3 50

LA LANGUE VERTE DU TROUPIER, belle br. in-18 de 92 pages, avec préface de M. Raoul Bonnery, membre de la Société des Gens de lettres (2e édition).. 2 »

STANCES D'UN VOLONTAIRE, par Paul de Tournefort. — Poésies patriotiques en une charmante br. in-8° de 36 pages, imprimée avec luxe, honorée d'une souscription du ministère de la guerre (3e édition).. 1 »

PATRIE! Poésie. — Br. in-8° par Marcel Poullin...... » 50

QUI VIVE? FRANCE! Poésie patriotique, plaquette in-8°. » 20

LES FREDONS, poésies par Alexandre Vallet. — Vol. de 136 pages.. 3 »

FRATERNITÉ, par L. des Boufsoles. — Roman philosophique, social et militaire ; la Famille, la Patrie française, la guerre contre l'Allemagne, *Sursum corda!* — Couronné par la Société d'encouragement au bien. — Vol. in-18. 2 50

AVENTURES DE TROIS CANONNIERS, recueillies par un quatrième, par P. Noël. — Vol. in-18 de 338 pages... 3 »

DIVERS

Règlement du 23 mai 1887, sur le service des armées allemandes en campagne. — Vol. in-32 de 230 pages. Relié toile... 2

Extrait de l'instruction générale sur le service des Postes, avec des notes et commentaires, par Roger Barbaud, sous-inspecteur des Postes et Télégraphes. Vol. in-32 de 312 pages........................... 2

Manuel des candidats au surnumérariat des Postes et Télégraphes, par Roger Barbaud, sous-inspecteur des Postes et Télégraphes, payeur de la 23e division d'infanterie. — Vol. in-32 de 320 pages.................. 2

Vade-mecum du vaguemestre, par Roger Barbaud, sous-inspecteur des Postes et Télégraphes, payeur de la 2e division d'infanterie. — Vol. in-32 de 312 pages... 2

* La Liberté du mariage des officiers, par H. Marchand. — Br. in-8o de 24 pages.......................... 1

* La prochaine guerre franco-allemande, reponse au colonel Koettschau, par un Zouave en activité de service. — Vol. in-8o de 48 pages...................... 1

* L'Armée française en 1887, par le général T... — Vol. in-18 jésus de 204 pages........................ 3

* L'Infanterie française en 1887 (extrait de la Revue d'infanterie). — Br. in-8o de 36 pages............... 1

Le 12e corps d'armée et les manœuvres de 1886, par Ardouin-Dumazet. — Vol. in-8o de 308 pages, avec douze croquis de la marche des opérations et une photographie des officiers étrangers.................. 3

* Projet de loi organique militaire, présenté au nom de M. Jules Grévy, président de la République française, par M. le général Boulanger, Ministre de la guerre. Br. in-8o de 200 pages avec de nombreux tableaux dans le texte.. 2

AGENDA DE L'ARMÉE FRANÇAISE POUR 1888, carnet de poche recouvert en cuir de Cordoue ; véritable *vade-mecum* des militaires de tous corps et de toutes armes...... 2 »

LA VIE MILITAIRE (extrait de la *Revue d'infanterie*). — Br. de 20 pages................................ » 60

DROITS ET OBLIGATIONS MILITAIRES DES OFFICIERS DE RÉSERVE ET DE L'ARMÉE TERRITORIALE. — Vol. in-32 de 360 pages. Richement relié en toile anglaise.......... 5 »

L'ARMÉE ET LA PLOUTOCRATIE, par le capitaine Nemo. Réponse à l'article de la *Revue des deux Mondes*, intitulé *l'Armée et la Démocratie*. — Br. in-8°............. 1 »

LA FRANCE EST PRÊTE ! en réponse à l'ouvrage : *Pourquoi la France n'est pas prête ?* (édition de 1887). Br. in-8°. 2 »

Les Batailles imaginaires. — LA BATAILLE DE LONDRES EN 188..., par A. Garçon. — Br. in-8° de 48 pages.... 1 25

Les Batailles imaginaires. — LE COMBAT NAVAL DE PORT-SAÏD EN 1886, entre les flottes alliées de France et de Turquie contre celles d'Angleterre, par A. Garçon. — Br. in-8° de 128 pages................................ 2 50

LE MARÉCHAL DAVOUT, DUC D'AUERSTAEDT ET PRINCE D'ECKMUL (1770-1823), par Marcel Poullin. — Br. de 40 pages................................... 1 »

LES SOUS-OFFICIERS DANS L'AVENIR ou *la question des sous-officiers.* — Br. in-8° de 34 pages................ » 60

NOUVEAUX CODES FRANÇAIS ET LOIS USUELLES CIVILES ET MILITAIRES. Recueil spécialement destiné à la gendarmerie et à l'armée, édition de 1887. Vol. de 1,136 pages. Relié toile anglaise........................... 5 »

LES CODES FRANÇAIS, à jour jusqu'en 1872 seulement et d'une édition inférieure. — Vol. in-18 relié basane....... 2 »

ARCHÉOLOGIE TUNISIENNE ; *épigraphie des environs du Kef ; inscriptions recueillies en 1882-1883*, par Espérandieu, lieutenant au 17° régiment d'infanterie. — Vol. in-8° avec 20 cartes, plans ou croquis..................... 2 50

DE L'APPLICATION AU SERVICE EN CAMPAGNE D'UNE NACELLE RÉGIMENTAIRE. — Br. in-32 avec gravures dans le texte. (Bibliothèque de la *France militaire*)............. » 50

ALMANACH DE L'ARMÉE FRANÇAISE EN 1888. — Vol in-32
   216 pages.. »

LA CHASSE EN PLAINE, AU BOIS, AU MARAIS. nouveau gui
   pratique du petit chasseur, par Edmond Nodot. — V
   in-8º de 200 pages, avec dessins hors texte........ 4

* CODE DES SIGNAUX SUR LES CHEMINS DE FER FRANÇA
   d'après l'arrêté ministériel du 15 novembre 1885. — I
   in-18 avec figures.................................. »

* L'ÉDUCATION MILITAIRE A L'ÉCOLE, par A. Garçon, prof
   seur à l'Association polytechnique, membre et lauréat
   plusieurs sociétés savantes. — Br. in-32 de 40 pages. »

PORTRAIT DU GÉNÉRAL BOULANGER, 525mm × 325mm. 5

PORTRAIT ÉQUESTRE DU GÉNÉRAL DE GALLIFET, forma
   525mm × 325mm.................................... 5

PORTRAIT DE M. CARNOT, Présid. de la République, forma
   620mm × 420mm.................................... 6

LA FRANCE MILITAIRE
JOURNAL QUOTIDIEN
Organe des Armées de terre et de mer

	3 mois.	6 mois.	1 an.
France, Corse, Algérie...	5 fr.	9 fr.	18 fr.
Étranger et Colonies.....	7 fr.	12 fr.	24 fr.

Les abonnements partent du 1er de chaque mois

Le numéro, 10 c., en vente dans les gares des villes de garnison, les kiosques de Paris et libraires correspondants.

BULLETIN OFFICIEL
DU MINISTÈRE DE LA GUERRE

PRIX D'ABONNEMENT ANNUEL :

Pour les Chambres, Ministères, Préfectures, Officiers, Fonctionnaires, militaires et assimilés de l'*Armée active*, et Capitaines-majors de l'armée territoriale, 18 fr.

En dehors des catégories ci-contre, 25 fr. Les numéros isolés sont vendus :
5 c. lorsqu'ils ont 4 ou 8 pag.
10 id 12 ou 16 id.

DOUBLER LE PRIX pour les frais d'envoi par la poste.

EXCELLENTES PLUMES

PLUMES GÉNÉRAL BOULANGER

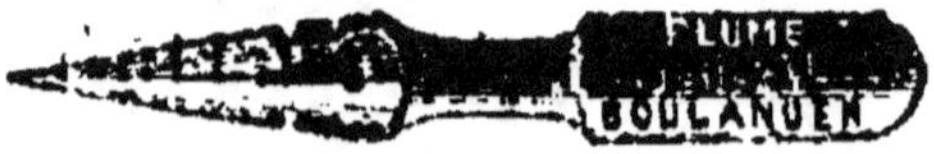

Pointe extra-fine, la boîte... 2 »
—   fine .... 2 »
—   moyenne .... 2 »

PLUMES GÉNÉRAL DE GALLIFFET

Métal gris anglais, la boîte....................................... 2 »

PLUMES GÉNÉRAL LAMBERT

Pointe extra-fine, la boîte.. 2 »
—   fine .... 2 »
—   moyenne .... 2 »

Chaque boîte porte la photographie du général qui lui a donné son nom.

PLUMES DU SERGENT BLANDAN

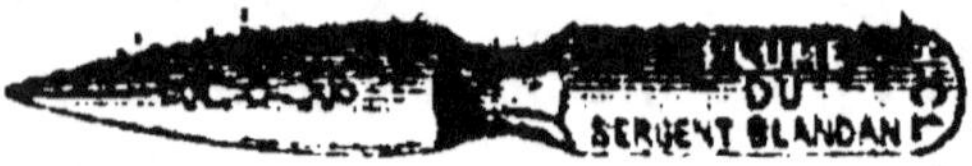

La boîte... 1 60

PLUMES MINISTRE

La boîte... 1 50

Envoi franco contre mandat postal accompagnant la demande.

Reliure serrée

faites l'une pour l'autre.

Quand on pense que les sensations forment une branche considerable du bonheur de l'ame humaine; quand on s'est convaincu par les raisons que j'ai produites, que ces sensations loin d'être arbitraires, sont necessairement relatives à la presence de certains corps, & que les regles, immuables de la Sagesse divine veulent que l'ame ne puisse jamais sentir que par l'entremise d'un corps organisé; on est surpris de voir que de ce même Dogme qui par ses difficultez apparentes revolte le plus l'Incredulité, il s'en tire un nouvel argument contre elle; car quel autre qu'un Docteur venu du Ciel, auroit ainsi pû montrer aux hommes l'immortalité dans toute sa plenitude. La Resurrection bien-heureuse, telle que Jesus-Christ nous l'enseigne, met la nature humaine au comble de sa perfection, & justifie cette sage Providence qui sait, au travers des plus grandes confusions, ramener tout à l'ordre, & conduire enfin son ouvrage à un but digne d'elle, & digne de lui.

L'Ame humaine est un fonds de pensée partagé presqu'egalement entre les sensations & les idées claires; mais son raport aux corps une des sources de son bonheur, étoit devenu la source de son dereglement & de sa misére. Les sensations s'étant rendu maîtresses de l'ame l'ame avoient obscurci son intelligence & déreglé sa volonté, en lui faisant donner la preference aux biens sensibles sur les biens spirituels. Par-là ses plus nobles facultez loin de se perfectionner avoient presque perdu leur exercice. Dans la Resurrection ce desordre sera reparé. L'ame réunie à son corps, sans en être l'esclave, reprendra l'exercice de sa faculté sensitive, & cette faculté étendue & perfectionnée infiniment au delà de ce qu'elle est ici bas, étant remise dans une juste subordination aux pouvoirs superieurs, il en resultera pour la nature humaine l'état le plus parfait & le plus heureux. Une Doctrine si raisonnable, & tout ensemble si inouïe, d'où pourroit-elle venir que du Ciel? Il n'appartient qu'à une Religion divine de nous enseigner des dogmes qui ayent ces deux caractéres; d'avoir été jusqu'alors inaccessibles à la Raison; & de se trouver justifiez après coup par la Raison même. J'aime à terminer par cet endroit les recherches que l'on vient de lire. Le plus precieux usage de la Philosophie c'est de nous convaincre que toutes les lumieres de la Nature conduisent à la Revelation, & sont toûjours trop courtes sans elle.

F I N.

ADDITIONS & CORRECTIONS.

Page 29. Ligne 18. *confidérant comme un Automate,* lifez *confidéré comme un Automate.*

P. 38. l. 16. *véritablement uni* lifez *vérifablement un.*

ibid. l. 19. *les mouvemens des Brutes,* lifez *les mouvemens exterieurs des Brutes.*

P. 42. l. 3. *c'eſt l'imagination & la memoire que ces traces &c.* La ponctuation eſt brouillée dans cet endroit & embaraffe le fens; lifez, *impreffion du dehors, c'eſt l'imagination & la memoire: que ces traces peuvent s'unir &c ———— comme l'eau coule dans une prairie entrecoupée de mille Canaux: par cette liaifon de traces & d'efpeces s'expliquent ——— & la maniere dont on parvient à les dreffer.* Peut être qui voudroit &c.

P. 47. l. 3. *vous moquez,* lifez *qui vous moquez.*

P. 78. l. 4. *Automates* lifez *Anatomiftes.*

P. 81 vers la fin du paffage d'*Ariſtote* cité dans la note; il faut lire; εἰ δὴ ἡ φύσις μηθὲν, μήτε ἀτελὲς ποιεῖ μήτε μάτην, ἀναγκαῖον &c.

P. 85. dans la note; *qui voudroit pourfuivre le parallele, il y a dans la vaſte &c* lifez *obferveroit qu'il y a &c.*

P. 94. l. 18. *décidées* lifez *des idées.*

P. 109. *fi l'on peut être raifonnable,* lifez; *fi l'on veut être &c.*

P. 113. dans la note; *étant denuées* lifez *étant donées.*

P. 115. dans l'argument du Chap. IV. *ce progrès éternel eſt incompatible avec les differences &c.* lifez, *eſt compatible avec les differences &c.*

P.

ADDITIONS & CORRECTIONS.

P. 116. l. penult. mettez un point d'inter-
rogation après le mot, *sorte.*

Ibid dans la note *madalitez* lisez *modulisez*
à la fin de la même Note, lisez; *est un
nouveau degré d'être; la veritable, c'est que
l'ame &c.*

P. 124. l. 6. *ce fonds égal de pensée; &c* lisez
ce fonds inégal de pensée &c.

P. 148. l. 7. *au mien* lisez *au notre.*

P. 153. l. 14. *qui le confond*, lisez *qui la
confond.*

P. 161. l. 14. *de nouveau*, lisez *de commun.*

P. 190. l. derniere *proportioné*, lisez *propor-
tionez.*

P. 200. l. derniere *ses appetits,* lisez *ces appetits.*

P. 222. l. 5. *voilà qui embarasse,* lisez *la chose est embarassante.*

p. 228. l. 8. *si cela est impossible,* lisez *si cela
est possible.*

p. 234. dans la note, *avisée à comprendre*
lisez *aisée &c.*

p. 241. l. premiere *ces amas* lisez *ces ames.*

p. 246. vers la fin, *le plaisir ne peut être recompensé* lisez *ne peut être recompensé.*

p. 248. dans la note vers le milieu; *il est si
evident.* effacez *si.*

p. 253. l. 30. *un residu de bienfaits purs.* li-
sez de biens purs.